临床肿瘤诊疗与医学影像诊断

主编 戴秀梅 刘信礼 杜江蓉

汕頭大學出版社

图书在版编目（CIP）数据

临床肿瘤诊疗与医学影像诊断 / 戴秀梅，刘信礼，
杜江蓉主编. -- 汕头 ：汕头大学出版社，2021.8
　ISBN 978-7-5658-4423-2

　Ⅰ. ①临… Ⅱ. ①戴… ②刘… ③杜… Ⅲ. ①肿瘤－
诊疗②肿瘤－影像诊断 Ⅳ. ①R73②R730.4

　中国版本图书馆CIP数据核字(2021)第167394号

临床肿瘤诊疗与医学影像诊断
LINCHUANG ZHONGLIU ZHENLIAO YU YIXUE YINGXIANG ZHENDUAN

主　　编：戴秀梅　刘信礼　杜江蓉
责任编辑：汪艳蕾
责任技编：黄东生
封面设计：梁　凉
出版发行：汕头大学出版社
　　　　　广东省汕头市大学路243号汕头大学校园内　邮政编码：515063
电　　话：0754-82904613
印　　刷：廊坊市海涛印刷有限公司
开　　本：710mm×1000 mm 1/16
印　　张：10
字　　数：170千字
版　　次：2021年8月第1版
印　　次：2022年7月第1次印刷
定　　价：198.00元
ISBN 978-7-5658-4423-2

编委会

前　言

随着人们生活水平的提高，生活方式也发生了改变，不良的生活方式和饮食习惯对居民健康造成影响。近些年来恶性肿瘤的发病率亦逐步攀升，尤其在我国的一些主要大城市中，恶性肿瘤已居死亡病因中的首位，成为危害人民健康和生命的主要疾病。因此，国内外的医疗机构对恶性肿瘤的研究投入了大量的人力、物力和财力，对传统手术、放射治疗、化学治疗方法的改进，特别是多学科综合治疗概念的提出和应用，以及新的治疗手段和途径的临床应用等取得了一系列成功的临床实践成果，提高了对恶性肿瘤的治愈率。因此，我们决定编写本书，以推动肿瘤的多学科综合诊治模式在我国的发展。

本书介绍了常见肿瘤疾病原因与发病机制、临床表现、诊断与鉴别诊断、系统治疗，阐述了肿瘤科领域的基本理论、基本知识和基本技能，以及肿瘤科的常见病、多发病等。同时对放射学相关知识进行了针对性的论述，具体包括以下内容：肺癌、淋巴瘤、子宫内膜癌、X线成像、MRI 成像。内容框架清晰明了，图文并茂、直观，易于理解。

本书的编写者都来自临床一线的医师，他们经验丰富，学识广博，并利用业余时间撰写文稿，特此表以感谢。对于编写中存在的不当之处，敬请读者批评指正。

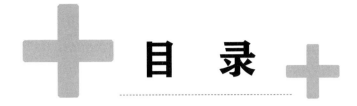

目 录

第一章　肺　癌

第一节　肺癌的诊断

一、临床表现

肺癌的临床表现比较复杂，症状和体征的有无、轻重、出现的早晚，取决于肿瘤发生的部位、大小、病理类型、是否压迫和侵及邻近器官，以及有无转移、有无并发症、患者的反应程度和耐受性的差异等。肺癌早期症状常较轻微，甚至可无任何不适。中心型肺癌症状出现早且严重，周围型肺癌症状出现晚且较轻，甚至无症状，常在体检时被发现。肺癌的症状主要包括：

（1）由原发肿瘤局部生长引起的症状。

（2）由肿瘤引起的全身症状。

（3）由肿瘤引起的副癌综合征。

（4）由肿瘤外侵转移引起的症状。

（5）由肿瘤引起的其他症状。如原发肿瘤局部生长引起的症状主要包括咳嗽、痰中带血或咯血、胸痛、胸闷或气急、发热等。

二、诊断方法推荐

参考美国胸科医师学会（ACCP）《肺癌诊治指南》（第3版）。

（一）一般原则

（1）影像学和临床表现疑似小细胞肺癌的患者，建议基于患者的情况采用最小侵袭方法确诊，如痰细胞学检查、胸腔穿刺、细针吸取（FNA）活检、经支

气管针吸活检（TBNA）等。（证据级别1C）

（2）疑似肺癌患者，影像学提示纵隔广泛受累，但是无胸腔外转移证据，如正电子发射体层成像（PET）扫描阴性，建议采用最小侵袭和最安全的方法确诊，如TBNA、超声引导下经支气管针吸活检（EBUS-TBNA）、内镜超声引导下细针穿刺活检（EUS-FNA）、经皮肺穿刺活检或纵隔镜等。（证据级别1C）

（3）疑似肺癌患者，存在胸腔外可疑转移性孤立结节，如果可能，建议对转移结节采用FNA或活检。（证据级别1C）

（4）疑似肺癌患者，存在胸腔外可疑转移性多发结节，但技术上对转移结节活检存在一定难度，可对原发灶采用最小侵袭方法确诊。（证据级别1C）

（5）疑似肺癌患者，存在胸腔积液，建议行胸腔穿刺术以确诊胸腔积液的原因。（证据级别1C）

由于超声引导下可以提高穿刺成功率和降低气胸发生率，因此，建议行超声引导下诊断性胸腔穿刺。

（6）疑似肺癌患者，存在胸腔积液，如果胸腔膜积液细胞学阴性，建议进一步行胸膜活检（通过影像引导下胸膜活检，内科或外科胸腔镜）是值得推荐的下一步。（证据级别1C）

如果胸部CT扫描显示胸膜增厚或胸膜结节、肿块，作为第一步可以考虑超声引导下细针穿刺活检获得胸膜病理。

如果第一次胸腔穿刺胸腔积液细胞学检查阴性，第二次胸腔穿刺将提高胸腔积液细胞学诊断率。根据偏好和其价值（较简单且创伤小的检查和更明确的检查），第二次胸腔穿刺可以考虑在胸膜活检前进行。

（二）原发肿瘤的诊断

（1）疑似肺癌患者，如果痰细胞学检查阴性，建议做进一步检查。（证据级别1C）

痰细胞学检查是一种可接受的确诊方法。然而，灵敏度或痰细胞学检查与肺癌的位置有关，也与收集痰的频率和处理有关。

（2）疑似中心型肺癌患者，建议做支气管镜检查明确诊断。如果气管镜检查未能明确诊断而仍然考虑肺癌时，建议做进一步检查。（证据级别1B）

近年来，一些辅助手段包括径向超声支气管镜（RP-EBUS）和电磁导航支气管镜（ENB）检查有助于诊断外周肺病变。

（3）疑似周围型肺癌患者，由于不能确诊或不适合手术，建议RP-EBUS作为一种辅助成像手段。（证据级别1C）

RP-EBUS可以实时明确支气管镜采样理想位置，与常规支气管镜相比，可增加外周结节的诊断率。

（4）周围型肺结节常规支气管镜检查很难到达肺结节，如果有相关专家和设备，推荐ENB检查。（证据级别1C）

该操作可以在有或没有荧光透视下完成，并发现可与径向探头超声互补。如果没有ENB，推荐经皮肺穿刺活检。

（5）疑似周围型肺癌患者，要求在治疗前有病理诊断，如果经皮肺穿刺活检阴性而又可疑肺癌，需要进一步检查。（证据级别1B）

（6）疑似肺癌患者，细胞学诊断非小细胞肺癌（痰，经皮肺穿刺活检，支气管镜或胸腔积液）是可信的。如果需要，建议通过足够的标本获得准确的组织学类型和进行分子分析。（证据级别1B）

获得足够的组织来描述肺癌十分重要。在一个机构内，获取标本、解释和提供治疗之间必须进行有效的沟通，以便所有涉及肺癌的各专业人员决定如何最好地获取和使用标本。如果标本不足以获得组织学和分子表征，需要进行第二次活检得到肿瘤的准确表征。

（7）如果临床表现或临床经过与小细胞肺癌不一致，要想到细胞学标本诊断小细胞肺癌存在错误的可能。在这种情况下，建议做进一步检查，以确定病理学类型。（证据级别1B）

第二节 肺癌的外科治疗

随着麻醉技术的发展、手术器械的完善、手术技巧的提高和围术期管理的进步，肺癌外科的发展趋势必然是向着安全性、彻底性和微创性的方向发展。

一、手术原则

（一）肺外科原则

最大限度地切除肿瘤，最大限度地保留肺功能。

（二）肿瘤外科手术原则

肿瘤外科手术原则最早由Halsted于1894年首先阐述，以后逐渐发展完善，主要包括以下几方面：

（1）不切割原则

术中不直接暴露、切割肿瘤，一切操作均在远离肿瘤的正常组织中进行。

（2）整块切除原则

将原发肿瘤及所属区域淋巴组织整块切除。

（3）无瘤原则

①切口使用切口保护套；②术中不用手或器械挤压肿瘤组织，解剖肺裂、肺门、清扫淋巴结尽量使用电切和电凝等锐性游离；③尽可能依循先处理静脉，后处理动脉的顺序；④接触肿瘤后更换手术器械及手套；⑤手术结束时用无菌生理盐水和蒸馏水冲洗胸腔及切口，防止肿瘤细胞播散与种植。

（三）肺癌外科原则

LUNG原则（L：局限性病变；U：无严重合并症；N：NSCLC；G：规范性操作）。

1.周围型早期肺癌的治疗原则

周围型早期肺癌的标准治疗方法是外科手术切除，包括解剖性肺叶切除加系统淋巴结清扫术。这种手术模式既可使癌组织完全切除，减少术后复发和转移，又可保留足够的肺功能，保证患者的生活质量。对有心肺功能不全、不能耐受肺叶切除者，可有选择地施行肺段切除术或肺楔形切除术加系统淋巴结清扫术，此种术式的缺点是复发率较高。此外，有条件的单位可施行电视胸腔镜下的肺叶切除、肺段切除或肺楔形切除术加系统淋巴结清扫术。

2.中心型早期肺癌的治疗原则

中心型早期肺癌的标准治疗方法为肺叶切除或支气管成形肺叶切除加系统性肺门、纵隔淋巴结清扫术。对于中心型原位支气管肺癌可有选择地进行腔内激光治疗（包括光动力激光治疗）和内镜下的腔内放疗。

3.中晚期肺癌

争取及早择期手术，或者可先行化疗和放疗，待肿瘤病灶缩小后再择期手术，或是先做手术，再化疗和放疗。对部分伴有合并症状的晚期患者（例如肿瘤压迫引起呼吸道梗阻、阻塞性肺炎），因肿瘤侵蚀引起咯血，如身体一般情况允许，应考虑择期手术，其主要目的是减少合并症，提高晚期患者生活质量。术后化疗或放疗可减少肿瘤局部复发。

二、手术分类

（一）手术目的

1.诊断性手术

通过切取或切除术行活组织检查、诊断性剖胸手术等，对病变能准确地诊断和精确地分期，为下一步治疗提供依据。

2.预防性手术

用于切除癌前病变，防止病情发生恶变或进一步恶化。

3.减瘤手术

目的是减轻肿瘤负荷，减轻症状，提高对放化疗的敏感性。

（二）切除程度

完全切除是肺癌外科治疗的最终目的。根据国际肺癌研究协会（IASLC）的国际分期委员会（ISC）定义肺癌完全切除（R_0）标准：肿瘤切除后，所有切缘包括支气管、动脉、静脉、支气管周围组织和肿瘤附近的组织为阴性；系统淋巴结清扫或叶间特异性系统淋巴结清扫，至少包括6组淋巴结，其中3组来自肺内、叶间和（或）肺门淋巴结，3组来自包括隆嵴下的纵隔淋巴结；分别切除的淋巴结没有结外侵犯；最高淋巴结必须切除且镜下阴性。

R_0：术后无肿瘤残留。

R_1：镜下有肿瘤残留。同步化放疗。

R_2：肉眼有肿瘤残留。序贯化放疗。

三、手术适应证和禁忌证

（一）适应证

肺癌分为早期（Ⅰ期和Ⅱ期）、局部晚期（Ⅲa期和Ⅲb期）和晚期（Ⅳ期）。早期肺癌的治疗首选手术。局部晚期肺癌的治疗模式还存在争议，多项Ⅱ期临床研究显示，对局部晚期非小细胞癌（NSCLC）诱导化疗后进行手术是有效可行的，但是局部控制和生存获益与标准化放疗相比是否有优势，目前有两项大型的Ⅲ期临床研究在进行中。脑和肾上腺孤立性转移，在一些严格选择的患者中，对肺部原发灶和孤立转移灶联合切除可以获得满意的5年生存率。

（1）NSCLC的手术适应证：分为绝对适应证、研究性适应证和特殊适应证（表1-1）。

（2）$T_{1\sim2}N_{0\sim1}$的SCLC推荐：肺叶切除和系统淋巴结清扫，术后给予含铂两药方案化疗。

（3）临床高度可疑肺癌，经过各种检查不能确诊，估计能切除者。

表1-1 NSCLC的手术适应证

绝对适应证	I a	T_1N_0
	I b	$T_{2a}N_0$
	II a	$T_{1-2a}N_1$，$T_{2b}N_0$
	II b	$T_{2b}N_1$，T_3N_0
	III a	T_3N_1
研究性适应证	III a	N_2
	III b	T_4
	III b	N_3
特殊适应证	IV	单发脑转移
	IV	多发肾上腺转移

（二）禁忌证

（1）胸腔内重要脏器转移或直接浸润，如心脏、大动脉、气管、食管等无法切除。

（2）存在广泛远处转移。

（3）心肺功能差不能耐受手术。

四、手术切口

切口的选择取决于患者体型、病变部位、范围、手术方式，以及外科医师的特点。切口应该为手术提供良好的暴露、对机体影响最小、愈合后可能不影响美观、引起的并发症最少。

（一）后外侧切口

1.优点

标准后外侧切口可以充分暴露胸腔，进行各种肺切除手术，对支气管成形、肺血管成形及心包内处理血管很方便。

2.缺点

后外侧切口须切断背阔肌、前锯肌，必要时还要切断斜方肌、大菱形肌，并切除或切断一根肋骨。其损伤大，出血多，开胸和关胸时间长，术后患者卧床压迫背部伤口疼痛难忍，术侧肩部运动受限。

3.体位

患侧朝上，侧卧位，腋下垫枕以保护腋下结构免于受压，并使患侧肋间隙扩展。上方腿固定于近90°的位置，下方腿伸直，两腿之间垫枕，并用宽带固定在髋部。双上肢与躯体呈90°前伸，并分别固定于托架上，肘关节部位棉垫可以减少压迫所致的尺神经损伤。中上叶切除一般第5肋间入胸，下叶切除第6肋间入胸。

4.切口

切口后起自第4胸椎棘突水平处，棘突与肩胛骨内缘连线中点，向前延伸至乳头下方腋前线所选择的肋间隙，长20～30cm。沿设计的画线切开皮肤、皮下组织、背阔肌和前锯肌。肩胛拉钩提起肩胛骨，在其深面向上触及的最高肋骨为第2肋，核实预定进入的肋间。在选定的肋骨，紧贴肋骨上缘用电刀切开肋间肌。切开胸膜之前应观察胸膜腔有无粘连，有粘连应小心切开部分胸膜，逐渐分离粘连并扩大切口，以免损伤肺。向前后扩大切口，切口上下缘垫湿纱布，置入开胸器，逐渐撑开肋骨。

（二）后外侧小切口

通过听三角处切口入胸，不横断胸壁任何肌肉。充分游离皮下组织，充分游离背阔肌，暴露前锯肌，钝性分离前锯肌。

（三）腋下小切口

可用于中上叶切除或前纵隔肺门手术。

1.优点

手术视野比较充分，能满足大部分肺癌手术的需要。该手术切口平均长度10～12cm，不横断胸壁肌肉，不切除肋骨，损伤小，出血少，开胸和关胸时间短，术后疼痛持续时间短且轻，切口不须牵拉肩胛骨，对术后肩关节及上肢活动影响小，有利于患者术后早期下床活动及生活自理，切口愈合后隐蔽美观。

2.缺点

肥胖者暴露较差。

3.体位

同后外侧切口。

4.切口

切口始于背阔肌前缘，向前下止于腋前线，长10～12cm。沿设计的画线切开皮肤、皮下组织，游离背阔肌前缘并用拉钩将其向后牵拉，沿前锯肌肌纤维方向钝性分离至肋间肌表面。尽量保护横行的肌纤维，以免胸长神经损伤。沿肋骨上缘切开肋间肌和胸膜进入胸腔。此切口可以单手探查胸腔及操作。

（四）前外侧切口

1.优点

前外侧切口可以完成肺部肿瘤的各种术式。术后患者疼痛较轻，对肩部的运动和功能影响小。

2.缺点

对胸廓前后径大于横径或胸腔内广泛粘连者暴露较差。

3.体位

患侧背部和臀部垫高45°仰卧位，同侧上肢用棉垫包裹悬吊于头架。术中勿过度上推该上臂，以免损伤臂丛神经。

4.切口

切口前始于乳头下胸骨旁第4或5肋间，绕过乳腺下弯向腋中线。沿设计的画线切开皮肤、皮下组织、胸大肌和前锯肌，背阔肌部分分离即可。沿肋骨上缘切开肋间肌和胸膜进入胸腔。靠近胸骨侧，注意勿损伤胸廓内血管。

（五）胸腔镜肺切除切口

切口的选择对电视胸腔镜手术的顺利完成至关重要。适当切口位置可以为电视胸腔镜下的观察和操作提供最佳的角度。以三切口为例。

1.切口1

选在腋中线第7或8肋间隙，长约1cm，作为观察口用，便于观察整个胸腔。切口建立后应允许空气进入胸腔以使肺脏塌陷。用手指通过这一切口探查是否存在胸腔粘连。如有粘连存在，应钝性分离以利于第2切口套管的进入。

2.切口2

切口2是一个多用途的切口，通过此孔可以完成多数的操作和移除切除的肺叶。其位置选在背阔肌前缘，长3~5cm。具体肋间取决于上肺静脉的位置。按压胸壁以确定指向上肺静脉的肋间隙，这一切口适合肺上叶切除，低于此肋间的切口适合中叶或下叶切除。

3.切口3

位于听诊三角，相当于肩胛骨与脊柱间肩胛骨下角下三指，长约1cm。略高的切口更有利于气管旁淋巴结的切除。略低的切口则利于缝合器处理肺血管。

五、切除范围

（一）气管切缘

肺切除手术应保证切缘阴性，但是通过肉眼判断切缘是否充分很难。一般认为在不通气情况下，切缘距肿瘤1.5cm或通气情况下距肿瘤2cm应该是充分的。

（二）肺实质切缘

亚肺叶切除包括肺段切除或大楔形切除，早期主要应用于妥协性患者。针对计划性患者也进行了局限性切除的研究。

（三）淋巴结清扫

淋巴结转移是肺癌主要转移途径，也是早期治疗失败的重要原因。据统计，40%的肺癌患者已有淋巴结转移。纵隔淋巴结转移存在一定的规律，即肺内—支气管旁—肺门—纵隔，也可呈跳跃式转移。

NSCLC手术中淋巴结清扫范围尚未达成广泛一致，不同医学中心的淋巴结清扫范围差别极大。为了使肺癌手术进一步规范，欧洲胸外科医师协会制定了肺癌淋巴结清扫方式的定义、手术操作规范及切除淋巴结病理检查标准指南。将淋巴结清扫方式分为5类：

1.选择性淋巴结活检

仅仅切取几个可疑淋巴结，并进行病理检查以确定N分期，用于肿瘤不能切除的开胸探查手术。

2.采样和系统采样

采样是指基于手术前影像学或手术中发现，切取几个有代表性的淋巴结；系统采样是指根据原发肿瘤特点切除预先选定的几组区域淋巴结。

3.系统性淋巴结清扫

系统性淋巴结清扫是指系统清扫解剖标志内包含淋巴结在内的所有纵隔脂肪组织。

4.肺叶特异性系统淋巴结清扫

根据原发肿瘤所在肺叶的不同，清扫特定区域内包含淋巴结在内的所有纵隔脂肪组织。

5.扩大淋巴结清扫

通过胸骨正中切口及颈部切口清扫双侧纵隔及颈部淋巴结。

系统性纵隔淋巴结清扫可以更准确地进行肺癌病理分期，而分期是指导综合治疗的重要依据，许多学者认为对早期肺癌患者，系统性纵隔淋巴结清扫是必要的，可以提高生存率，减少术后转移、复发率。但损伤大，有一定并发症，操作起来不易完全清除，因此不少医院仍在进行系统性采样式纵隔淋巴结清扫，如做右肺癌切除时，应清扫右气管旁、气管前、隆嵴下及肺下韧带淋巴结；左侧肺癌切除时，需清扫主动脉弓旁、主动脉-肺动脉窗，隆嵴下和肺下韧带淋巴结。

六、手术方式

手术的标准术式是解剖学肺叶切除和系统淋巴结清扫，尽量避免姑息或不完全切除，对直接浸润的邻近器官和结构应一并整块切除，包括部分心房、大血管、胸壁、膈肌、气管、隆嵴的切除和重建。

（一）亚肺叶切除

2013年美国胸科医师学会（ACCP）认为亚肺叶切除术限于无法耐受肺叶切除者（证据级别1B）。NCCN指南给出了亚肺叶切除术（肺段切除和肺楔形切除）的具体适应证：肺功能差或因其他严重合并症而不能耐受肺叶切除术；周围结节直径≤2cm，CT检查显示结节≥50%表现为磨玻璃样结节（GGN）（证据级别2B），影像学随诊检查证实肿瘤倍增时间较长（≥400天，证据级别2B）。

1.肺楔形切除术

（1）适应证

①患者高龄；②ECOG/Zubrod体力状态评分为0～2；③FEV$_1$（用力呼气量在1s时）预计<50%，肺CO弥散量（DLCO）预计<50%，CO$_2$分压>45mmHg，患者由于肺动脉高压或其他严重疾病不能够耐受肺叶切除；肿瘤直径<3cm（一般在2cm左右）的GGN且没有外侵的原位癌，病变位于肺表面的周围型NSCLC（T$_1$N$_0$M$_0$），或者肺转移瘤，可考虑此种术式。不是解剖性切除，不需要淋巴结采样。

（2）手术方法

探查病变后，在病变一侧用无齿卵圆钳抓持肿物，在其下方2cm处用直线切割缝合器夹闭切除的肺组织，然后击发切除肿物。或者采用长血管钳在肿物下方2cm夹闭肺组织，电刀切除远端肺组织，在血管钳近端，全层间断褥式缝合结扎肺组织。然后生理盐水冲洗胸腔，鼓肺观察切缘有无漏气和出血。

2.肺段切除术

（1）适应证

①患者高龄；②ECOG/Zubrod体力状态评分为0～2；③FEV$_1$（用力呼气量在1s时）预计<50%，肺CO弥散量（DLCO）预计<50%，CO$_2$分压>45mmHg，患者由于肺动脉高压或其他严重疾病不能够耐受肺叶切除；④肿瘤直径<3cm（一般在2cm左右）的GGN且没有外侵的原位癌，病变位于肺实质内的周围型NSCLC（T$_1$N$_0$M$_0$），或者肺转移瘤术中区域淋巴结采样无转移，可考虑此种术式。肺叶由若干肺段组成，每一肺段都有独自的肺动脉、肺静脉和肺段支气管分布，故肺段切除为解剖性切除，临床上常用于左肺上叶固有段、舌段、左肺下叶背段或右肺上叶后段、前段、右下叶背段切除术，常规肺门和纵隔淋巴结采样或清扫。

（2）手术方法

早期肺癌手术治疗首选电视胸腔镜（VATS）探查，若病灶位于肺表面则容易定位，病灶比较小且位于肺实质内，VATS难以确切定位。为避免术中定位困难，有人采用术前CT引导下将鱼钩形金属丝置入病灶，或在病灶周围注射染料，或琼脂或放射性锝等方法，对手术定位有一定帮助。

①下叶背段切除术：进胸后分开斜裂，右侧尚须打开与水平裂交界处胸膜，充分暴露肺动脉下干在叶间裂分支，中叶动脉后方与上叶后升动脉下方即为

背段动脉。充分游离背段动脉，明确无进入上叶分支后结扎或用直线切割缝合器切断。左下叶背段动脉起于肺动脉叶间裂第一支，高于舌段动脉平面。将肺向前牵拉，切开后纵隔胸膜，下肺静脉的最高分支即为背段静脉，充分游离后结扎或用直线切割缝合器切断。在斜裂后方与肺门后游离背段支气管，用止血钳或直线切割缝合器闭合切断段支气管，鼓肺后余肺复张良好，断段支气管，近端全层间断缝合或用直线切割缝合器闭合。用血管钳夹持背段支气管远端，用电刀或用直线切割缝合器沿段间裂夹闭切断肺组织，移除标本，清扫淋巴结。

②左上叶舌段切除术：在斜裂中央切开脏层胸膜，暴露舌段、背段、基底段和上叶前段肺动脉分支后，游离舌段动脉并结扎切断。将肺向后牵拉，在前肺门暴露舌段静脉，游离结扎切断。游离舌段支气管，用止血钳或直线切割缝合器闭合切断段支气管。

③左上叶尖后段切除术：将肺向下方牵拉，暴露肺门上方，切开纵隔胸膜，充分暴露左上叶各动脉分支，游离尖后段分支，予以结扎切断。将上叶向后牵拉，肺门前方游离尖后段静脉，予以结扎切断。暴露尖后段支气管，用止血钳或直线切割缝合器闭合切断段支气管。

④左上叶固有段切除术：将肺向下方牵拉，暴露肺门上方，切开纵隔胸膜，充分暴露左上叶各动脉分支，游离尖后段分支，予以结扎切断。在斜裂中、外1/3交界处游离出前段动脉，予以结扎切断。将上叶向后牵拉，肺门前方游离尖后段静脉和前段静脉，分别予以结扎切断。自叶间裂左肺上叶支气管，找到最早发出的舌段支气管，予以保留。再向上游离出固有段支气管，用止血钳或直线切割缝合器闭合切断段支气管。

⑤右上叶前段切除术：将肺向后方和偏下方牵拉。打开水平裂，可以使用长血管钳夹持需要打开的肺组织，切断后间断褥式缝合，或用直线切割缝合器切开缝合。切开的标志水平裂和斜裂连接处以及位于右肺上叶和右中叶静脉汇合处。沿上叶肺静脉游离，最下分支来自前段静脉，充分游离后可以结扎切断或使用直线切割缝合器切断。在静脉切断后，可以看到前段动脉。充分游离后，可以结扎切断或使用直线切割缝合器切断。摘除肺段支气管表面淋巴结。在支气管后方有一支进入肺尖段的小动脉，使用直角钳在支气管与该动脉之间穿过，用止血钳或直线切割缝合器闭合切断段支气管。

⑥右上叶后段切除术：将肺向前上方牵拉。在斜裂与水平裂交界处切开脏层

胸膜，可见肺动脉分支，剪开血管鞘，暴露后升动脉，结扎切断或使用直线切割缝合器切断。打开斜裂后端，可以使用长血管钳夹持需要打开的肺组织，切断后间断褥式缝合，或用直线切割缝合器切开缝合。在动脉切断后，可以看到后段静脉。充分游离后，可以结扎切断或使用直线切割缝合器切断。摘除肺段支气管表面的第12组淋巴结。充分游离后，止血钳夹闭或用直线切割缝合器闭合切断段支气管。

（二）肺叶切除术

肺叶切除术加系统淋巴结清扫是外科治疗肺癌的标准术式，占全部手术病例的70%~80%。

1.适应证

①局限于一个肺叶内的肺部肿瘤，支气管可以受累，但必须要有足够安全的切除距离（残端无癌残留）。②可以有淋巴结转移，但必须是局限于肺叶内或纵隔淋巴结能够彻底清扫者。③多数为Ⅰ、Ⅱ期肺癌。如果右侧病变超过一叶范围，可进行中下叶或上中叶切除术。

2.手术方法

（1）右肺上叶切除术

切开纵隔胸膜，可见上肺静脉，游离出上叶静脉，结扎切断或使用直线切割缝合器切断，注意保护中叶静脉。将右上叶向下后方牵拉，在奇静脉下切开纵隔胸膜，延至前肺门，游离出肺动脉干，暴露右上肺尖前支动脉，结扎切断或使用直线切割缝合器切断。切开叶间裂脏层胸膜，可见肺动脉分支，剪开血管鞘，暴露后升动脉，结扎切断或使用直线切割缝合器切断。游离上叶支气管周围组织，清扫其周围淋巴结，支气管动脉结扎或电灼，距离上叶支气管开口0.5cm止血钳或用直线切割缝合器闭合切断支气管。清扫各组淋巴结。

（2）右肺中叶切除术

将肺向后方牵拉，切开右肺门前纵隔胸膜，可见上肺静脉，游离出中叶静脉，结扎切断或使用直线切割缝合器切断，注意保护上叶静脉。切开叶间裂脏层胸膜，可见肺动脉分支，剪开血管鞘，暴露向前走行的中叶动脉，结扎切断或使用直线切割缝合器切断。游离中叶支气管周围组织，清扫其周围淋巴结，支气管动脉结扎或电灼，距离中叶支气管开口0.5cm用止血钳或直线切割缝合器闭合切断支气管。清扫各组淋巴结。

（3）右肺下叶切除术

将右下叶向上方牵拉，游离下肺韧带，向上至下肺静脉。游离下肺静脉，近心端双重结扎或缝扎切断或使用直线切割缝合器切断。切开叶间裂脏层胸膜，可见肺动脉分支，剪开血管鞘，暴露背段动脉和基底动脉，分别结扎切断或使用直线切割缝合器切断，或在肺动脉下干处结扎切断，或使用直线切割缝合器切断，注意保护后升动脉和中叶动脉。游离下叶支气管周围组织，清扫其周围淋巴结，支气管动脉结扎或电灼，距离下叶支气管开口0.5cm用止血钳或直线切割缝合器闭合切断支气管。清扫各组淋巴结。

（4）左肺上叶切除术

切开纵隔胸膜，可见上肺静脉，游离出上肺静脉，结扎切断或使用直线切割缝合器切断。将左上叶向下后方牵拉，在主动脉弓下切开纵隔胸膜，延至前肺门，游离出肺动脉干，暴露左上肺尖后支动脉，其下为前段动脉。左上叶动脉变异较多，多者可有4~7个分支，沿左肺动脉主干向肺门后游离，将进入上叶的分支一一结扎切断或使用直线切割缝合器切断。切开叶间裂脏层胸膜，可见肺动脉分支，剪开血管鞘，暴露舌段动脉，结扎切断或使用直线切割缝合器切断，注意保护背段动脉。游离上叶支气管周围组织，清扫其周围淋巴结，支气管动脉结扎或电灼，距离上叶支气管开口0.5cm用止血钳或直线切割缝合器闭合切断支气管。清扫各组淋巴结。

（5）左肺下叶切除术

将左下叶向上方牵拉，游离下肺韧带，向上至下肺静脉。游离下肺静脉，近心端双重结扎或缝扎切断或使用直线切割缝合器切断。切开叶间裂脏层胸膜，可见肺动脉分支，剪开血管鞘，暴露背段动脉和基底动脉，分别结扎切断或使用直线切割缝合器切断，或在肺动脉下干处结扎切断，或使用直线切割缝合器切断，注意保护舌段动脉。游离下叶支气管周围组织，清扫其周围淋巴结，支气管动脉结扎或电灼，距离下叶支气管开口0.5cm用止血钳或直线切割缝合器闭合切断支气管。清扫各组淋巴结。

（三）支气管楔形或袖状切除术

支气管楔形或袖状切除术是在充分切除肿瘤的基础上尽量保留健康肺组

织，使3%～13%的患者避免了全肺切除术，已成为肺功能差、年龄大、有严重合并疾病患者的选择，使其具有更好的术后生活质量，更少的并发症，更低的病死率和更好的长期生存率。袖状切除术病死率为2%～6%，术后并发症发生率11.6%，1年、5年生存率分别为84%和42%。并发症包括肺不张、肺炎、吻合口瘘及狭窄等，围术期须严密观察和及时处理，包括常规纤维支气管镜吸痰及呼吸道管理。吻合口瘘和支气管胸膜瘘的发生率0～6%，吻合口狭窄发生率为3%～9%。减少吻合口张力、保证吻合口足够的血运和精细的吻合技术是减少吻合口并发症的关键。支气管切缘应距肿瘤2cm以上，以避免残端阳性。由于低分化癌有跳跃式转移及沿黏膜下蔓延的特性，故术中应将切缘组织送病理做冰冻切片检查，如呈阳性，则要再切再送活检。

1.右肺上叶支气管袖状切除术

（1）适应证：右肺上叶肿瘤累及右上叶支气管开口，由于中间干支气管较长，暴露好，右肺上叶袖状切除容易，切除率高。

（2）手术方法：常规切断右肺上叶动静脉，充分游离暴露右主支气管及右中间干支气管。在预切除上下方缝线牵引，紧靠牵引线切断右主支气管和中间干支气管，移除标本。修剪残端送病理做冰冻切片检查，无癌残留后，右主支气管与中间干支气管端端吻合。先缝合后壁，第一针从气管软骨部与膜部交界处开始，间断全层缝合，结打在支气管腔外。清扫各组淋巴结。

2.右肺中叶支气管袖状切除术

（1）适应证：右肺中叶肿瘤累及右中叶支气管开口。

（2）手术方法：常规切断右肺中叶动静脉，充分游离暴露右中间干支气管和下叶支气管。在预切除上下方缝线牵引，分别切断右下叶支气管和中间干支气管，移除标本。修剪残端送病理做冰冻切片检查，无癌残留后，右下叶支气管与中间干支气管端端吻合。清扫各组淋巴结。

3.右肺下叶支气管袖状切除术

（1）适应证：右肺下叶肿瘤累及右下叶支气管开口。

（2）手术方法：常规切断右肺下叶动静脉，充分游离暴露右中叶支气管和中间干支气管。在预切除上下方缝线牵引，分别切断右中叶支气管和中间干支气管，移除标本。修剪残端送病理做冰冻切片检查，无癌残留后，右中叶支气管与中间干支气管端端吻合。清扫各组淋巴结。

4.右肺中叶及基底段支气管袖状切除术

（1）适应证：右肺中叶肿瘤累及右中叶支气管开口。

（2）手术方法：常规切断右肺中叶动静脉，充分游离暴露右中间干支气管和下叶基底段支气管。在预切除上下方缝线牵引，分别切断右下叶基底段支气管和中间干支气管，移除标本。修剪残端送冰冻病理检查，无癌残留后，将基底段支气管组合成形后与中间干支气管端端吻合。清扫各组淋巴结。

5.右肺上叶、中叶及基底段支气管袖状切除术

（1）适应证：右肺上叶或中叶肿瘤累及右上叶和中叶支气管开口。

（2）手术方法：常规切断右肺上叶和中叶动静脉，充分游离暴露右主支气管和下叶基底段支气管。在预切除上下方缝线牵引，分别切断右下叶基底段支气管和右主支气管，移除标本。修剪残端送病理做冰冻切片检查，无癌残留后，将基底段支气管组合成形后与右主支气管端端吻合。清扫各组淋巴结。

6.右下叶背段袖状切除术

（1）适应证：有下叶背段肿瘤累及背段支气管开口。

（2）手术方法：常规切断右下叶背段动静脉，充分游离暴露下叶支气管和下叶基底段支气管。在预切除上下方缝线牵引，分别切断下叶基底段支气管和下叶支气管，移除标本。修剪残端送病理做冰冻切片检查，无癌残留后，将基底段支气管组合成形后与下叶气管端端吻合。清扫各组淋巴结。

7.左上叶支气管袖状切除术

（1）适应证：左肺上叶肿瘤累及左上叶支气管开口。

（2）手术方法：常规切断左肺上叶动静脉，充分游离暴露左主支气管和下叶支气管。在预切除上下方缝线牵引，分别切断左主支气管和下叶支气管，移除标本。修剪残端送病理做冰冻切片检查，无癌残留后，将左主支气管与下叶支气管端端吻合。清扫各组淋巴结。

8.左上叶及部分基底段支气管袖状切除术

（1）适应证：上叶或下叶背段肿瘤累及背段和上叶支气管开口。

（2）手术方法：常规切断上叶和背段动静脉，充分游离暴露左主支气管和下叶基底段支气管。在预切除上下方缝线牵引，分别切断下叶基底段支气管和左主支气管，移除标本。修剪残端送病理做冰冻切片检查，无癌残留后，将基底段支气管组合成形后与左主支气管端端吻合。清扫各组淋巴结。

9.左下叶及舌段袖状切除术

（1）适应证：上叶或下叶肿瘤累及舌段和下叶支气管开口。

（2）手术方法：常规切断下叶和舌段动静脉，充分游离暴露左主支气管和固有段支气管。在预切除上下方缝线牵引，分别切断固有段支气管和左主支气管，移除标本。修剪残端送病理做冰冻切片检查，无癌残留后，将固有段支气管与左主支气管端端吻合。清扫各组淋巴结。

10.左下叶背段袖状切除术

（1）适应证：左下叶背段肿瘤累及背段支气管开口。

（2）手术方法：常规切断左下叶背段动静脉，充分游离暴露下叶支气管和下叶基底段支气管。在预切除上下方缝线牵引，分别切断下叶基底段支气管和下叶支气管，移除标本。修剪残端送病理做冰冻切片检查，无癌残留后，将基底段支气管组合成形后与下叶气管端端吻合。清扫各组淋巴结。

11.左肺舌段袖状切除术

（1）适应证：左上叶舌段肿瘤累及舌段支气管开口。

（2）手术方法：常规切断左上叶舌段动静脉，充分游离暴露左主支气管和下叶支气管。在预切除上下方缝线牵引，分别切断左主支气管和下叶支气管，移除标本。修剪残端送病理做冰冻切片检查，无癌残留后，将左主支气管与下叶气管端端吻合。清扫各组淋巴结。

12.主支气管袖状切除术

（1）适应证：病变位于主支气管内。

（2）手术方法：充分游离暴露主支气管。在预切除上下方缝线牵引，切断主支气管，移除标本。修剪残端送病理做冰冻切片检查，无癌残留后，将主支气管近远端端吻合，不切除肺组织。清扫各组淋巴结。

13.主支气管及上叶和中间干支气管及下叶支气管袖状切除术

（1）适应证：病变位于主支气管内，并累及上叶和中叶支气管开口。

（2）手术方法：充分游离暴露主支气管，上叶和中叶支气管。在预切除上下方缝线牵引，分别切断主支气管、上叶支气管和中叶支气管，移除标本。修剪残端送冰冻病理检查，无癌残留后，将右上叶支气管与中间干支气管并联成形，再与右主支气管端端吻合，不切除肺组织。清扫各组淋巴结。

14.中间干支气管、中叶及下叶支气管袖状切除术

（1）适应证：病变位于中间干支气管内，并累及中叶和下叶支气管。

（2）手术方法：充分游离暴露中间干支气管、中叶和下叶支气管。在预切除上下方缝线牵引，分别切断中间干支气管、中叶和下叶支气管，将下叶支气管与中叶支气管并联成形，再与中间干支气管端端吻合，不切除肺组织。清扫各组淋巴结。

15.双袖状切除术

（1）适应证：上叶肿瘤累及上叶支气管开口，行左肺或右肺上叶袖状切除术的同时，需要行肺动脉袖状切除术。

（2）手术方法：常规行肺上叶袖状切除术时，肺动脉干受累，需要楔形或袖状切除成形。清扫淋巴结。彻底止血，生理盐水冲洗胸腔，鼓肺吻合端无漏气后，安放胸腔引流管两根，一根自锁骨中线第2肋间穿出，另一根自腋中线第7、8肋间穿出，接水封瓶。清点纱布器械无误后关胸。做肺动脉切除成形术时，为避免吻合口有张力，肺动脉切除的长度不应超过3cm，血管切缘距肿瘤的长度不少于0.5cm，要先做支气管成形再吻合肺动脉。

16.右肺上叶及隆嵴袖状切除重建术

（1）适应证：上叶肺癌侵及气管隆嵴，行气管隆嵴成形重建术。

（2）手术方法：①气管与左主支气管吻合，中间干支气管与气管端侧吻合术：将右上叶向下后方牵拉，切开纵隔胸膜，分离结扎切断奇静脉。显露下段气管及左右主支气管，分别套带牵引。常规切断右肺上叶动静脉，充分游离暴露右主支气管及右中间干支气管。在预切除上下方缝线牵引，分别切断气管、左主支气管和中间干支气管，移除标本。经手术台向左主支气管远端插入无菌通气管通气。修剪气管、左主支气管残端送病理做冰冻切片检查，无癌残留后，气管与左主支气管用3-0可吸收线端端吻合，在吻合结束前，拔出通气管，改用经口插入气管导管通气，再缝合前壁。然后在气管、左主支气管吻合口上方1cm处的气管侧壁软骨部切除直径约1cm的圆形管壁，将中间干支气管和气管侧壁开口用3-0可吸收线端侧吻合。间断全层缝合的缝线全部缝好后一并打结，结打在支气管腔外，避免因张力过大而撕裂。清扫各组淋巴结。②气管与右中间干支气管、左主支气管端端吻合术：先缝合右中间干支气管和左主支气管内侧壁，然后再与气管吻合。因麻醉不便，吻合口对合不确切，操作困难，较少采用。③气管与左主支

气管吻合，中间干支气管与左主支气管端侧吻合术：气管与左主支气管端端吻合后，在吻合口下方1cm处行右中间干支气管与左主支气管端侧吻合。端侧吻合时术野较深，操作不便，重建的隆嵴角度大于生理角度，不利于排痰。④气管与右中间干支气管，中间干支气管与左主支气管端侧吻合术：气管与右中间干支气管端端吻合后，在吻合口下方1cm处行右中间干支气管与左主支气管端侧吻合。端侧吻合时术野较深，操作不便，重建的隆嵴角度大于生理角度，不利于排痰。

17.全肺切除，单侧隆嵴楔形切除成形术

（1）适应证：上叶肺癌侵及主支气管及气管侧壁，肿瘤距隆嵴0.5～1cm者，行全肺切除，单侧隆嵴楔形切除成形术。

（2）手术方法：常规行左或右全肺切除，若肺血管在心包外难以处理，需要心包内全肺切除术。暴露下段气管及左或右支气管。沿一侧隆嵴和气管外侧壁（距肿瘤1cm）分别做楔形切口，切除病肺后，修剪气管、左或右主支气管残端送病理做冰冻切片检查，无癌残留后，气管与左或右主支气管用3-0可吸收线间断缝合切口，避免因张力过大而撕裂。清扫各组淋巴结。

18.隆嵴袖状切除，左右主支气管、气管吻合术

（1）适应证：病变位于隆嵴或侵及左或右主支气管开口，但左或右主支气管远端能保留足够长度吻合，不切除肺组织。

（2）手术方法：暴露下段气管及左右主支气管，分别套带牵引。袖状切除隆嵴，经手术台向左主支气管远端插入无菌通气管通气。修剪气管、左右主支气管残端送病理做冰冻切片检查，无癌残留后，先缝合左、右主支气管内壁，然后左、右主支气管与气管端端吻合，在后壁吻合完成后，拔出通气管，改用经口插入气管导管通气，再吻合前壁。间断全层缝合的缝线全部缝好后一并打结，结打在支气管腔外，避免因张力过大而撕裂。清扫各组淋巴结。

（四）全肺切除术

与肺叶切除相比，全肺切除术手术创伤大、出血多、术后并发症多、死亡率较高、长期生存差，因此必须严格掌握手术指征，如患者身体条件较好、重要器官功能基本正常者可考虑。右全肺切除术、高龄（≥70岁）是增加手术死亡率的主要因素，因此对心肺功能差的患者尽量行袖状切除术。全肺切除术死亡率为6%～8%，并发症发生率为20%左右，1年、5年生存率分别为60%和3.0%。

1.右全肺切除术

约损失整个肺功能的55%。

（1）适应证：①中心型肺癌：已侵及右上叶支气管开口及部分右主支气管，肿瘤距隆嵴>2cm，已失去行右上肺袖状切除的患者。②中心型肺癌：虽然局限于一叶，但癌肿较大，肿瘤或转移淋巴结侵犯肺门血管，不能行肺动脉成形术者。③周围型肺癌：肿瘤跨叶生长，纵隔淋巴结转移，肺叶或复合肺叶切除不能达到根治性切除的目的，肺功能良好，应行右全肺切除术。

（2）手术方法：切开纵隔胸膜，可见上肺静脉，结扎切断或使用直线切割缝合器切断。将右下叶向上方牵拉，游离下肺韧带，向上至下肺静脉。游离下肺静脉，近心端双重结扎或缝扎切断或使用直线切割缝合器切断。将右上叶向下后方牵拉，在奇静脉下切开纵隔胸膜，延至前肺门，游离出肺动脉干，剪开肺动脉外鞘，有时需要暴露右上肺尖前支动脉，结扎切断后再分离出主干夹杂切断或使用直线切割缝合器切断。游离支气管周围组织，清扫其周围淋巴结，支气管动脉结扎或电灼，距离隆嵴0.5cm用止血钳或直线切割缝合器闭合右主支气管，鼓肺后余肺复张良好，断支气管，近端碘伏消毒后用可吸收线全层间断缝合或用直线切割缝合器闭合支气管残端，移除标本。清扫各组淋巴结。部分患者需要行心包内右全肺切除术。如果血管较短，需要备两把无创钳，钳闭后切断，用5-0聚丙烯线双层连续缝合；如果部分左心房切除（不超过左心房1/3）时需要备两把无创钳，钳闭部分心房壁，切断后用5-0聚丙烯线双层缝合（水平褥式加连续缝合）；心包缺损不宜过大，否则容易形成心疝。

2.左全肺切除术

约损失整个肺功能的45%。

（1）适应证：①中心型肺癌已侵及左上叶或左下叶支气管开口，或已产生一侧全肺不张者，应行左全肺切除术。②肿瘤累及左主支气管近端，肿瘤距隆嵴>2cm，应行左全肺切除术。③周围型肺癌肿瘤跨叶生长，肿瘤或转移淋巴结侵犯肺门血管，不能行肺动脉成形术者，应行左全肺切除术。

（2）手术方法：切开纵隔胸膜，可见上肺静脉，游离出上肺静脉，结扎切断或使用直线切割缝合器切断。将肺向上方牵拉，游离下肺韧带，向上至下肺静脉。游离下肺静脉，近心端双重结扎或缝扎切断或使用直线切割缝合器切断。将左上叶向下后方牵拉，在主动脉弓下切开纵隔胸膜，延至前肺门，游离出肺动脉干，剪开肺动脉外鞘，结扎切断或使用直线切割缝合器切断。游离支气管周围组织，清扫其周围淋巴结，支气管动脉结扎或电灼，距离隆嵴0.5cm用止血钳或直线切割缝合器闭合左主支气管，鼓肺后余肺复张良好，断支气管，近端聚维酮碘消毒后用可吸收线全层间断缝合或用直线切割缝合器闭合支气管残端，移除标本。清扫各组淋巴结。部分患者需要行心包内左全肺切除术。如果血管较短，需要备两把无创钳，钳闭后切断，用5-0聚丙烯线双层连续缝合；如果部分左心房切除（不超过左心房1/3）时需要备两把无创钳，钳闭部分心房壁，切断后用5-0聚丙烯线双层缝合（水平褥式加连续缝合）；心包缺损不宜过大，否则容易形成心疝。

（五）Ⅲa-N_2 的 NSCLC

对于Ⅲa-N_2的NSCLC的治疗选择至今仍有争议，因为手术的5年生存率仍在15%以下。N_2期是否存在需要在治疗前通过严格的影像和有创分期确定。对纵隔淋巴结的病理评估应包括隆嵴下淋巴结和对侧淋巴结。如果术前影像学发现纵隔淋巴结肿大不能诊断为N_2者，应采用EBUS ± EUS活检，但不能代替纵隔镜。将纵隔镜保留在新辅助化疗后重新进行纵隔淋巴结评估时使用。手术在N_2期患者的作用仍存在争议，因为N_2阳性的患者具有明显的异质性，Ⅲa-N_2可分为以下几种情况。

1.Ⅲa_1

术前N_2淋巴结评价为阴性，但术后病理学检查偶然发现为阳性者，治疗模式往往是根治性手术＋辅助治疗。

2.Ⅲa_2

术前N_2淋巴结评价为阴性，但术中发现的单站纵隔淋巴结转移者，治疗模式往往是根治性手术＋辅助治疗。尽管手术前有纵隔镜等辅助检查手段的应用，但是仍然有约1/4的患者手术前未发现纵隔淋巴结转移，如果开胸手术时发现纵隔淋巴结转移，则外科医师应该按原计划行肺切除加纵隔淋巴结切除。如果肺部病变不能完全切除，或者因纵隔淋巴结融合或多站转移不能切除，则应该放弃计划性肺切除。

3.Ⅲa_3

术前已病理证实单站或多站N_2阳性者，应采用新辅助化疗或新辅助放化疗＋手术的治疗策略。一些Ⅱ期临床试验的结果显示出新辅助治疗的优势，从而为Ⅲ$_{a3}$期NSCLC患者提供了新的治疗手段，可能延长了患者的生存期，提高生活质量。

4.Ⅲa_4

CT上淋巴结短径＞2cm，尤其是伴有成组或多站淋巴结病变并融合者，可认为是不能手术治疗的。当然这种定义的主观性很强，与胸外科医师的经验和判断有关。以前对这些病变的治疗主要是单独应用放疗，但是最近10年来放疗联合化疗效果可能更好。

（六）T$_4$ 的 NSCLC

无N$_2$转移的T$_4$期NSCLC可进行手术治疗。自从1988年Naruke报道局部晚期肺癌外科治疗5年生存率为5％以来，大多数外科医师接受了Naruke的观点，认为侵及邻近器官的局部晚期肺癌不适合手术治疗，认为局部晚期肺癌不大可能实施完全性切除，而且扩大切除会导致较高的并发症和死亡率。因此，局部晚期肺癌患者大多给予化疗和（或）放疗；然而，单纯放疗和（或）化疗的结果令人沮丧。近年来，由于各种先进检查手段的应用，使局部晚期肺癌的诊断更加具体、准确，随着胸外科技术和麻醉技术的提高，利用气管支气管成形、体外循环、心血管成形和人工血管置换等技术对局部晚期肺癌（侵及气管、隆嵴、心房，以及大血管包括头臂静脉、上腔静脉、肺动静脉干、胸主动脉及食管等）进行扩大手术切除治疗，使得一部分晚期肿瘤患者有了手术的机会，加以辅助治疗，远期生存率明显优于单纯化疗和（或）放疗。

（七）孤立性转移的外科治疗

肺癌远处转移最常见的部位是脑、骨、肝、肾上腺。

1.脑转移

肺癌脑转移临床上很常见，占颅内转移瘤的首位，占40％～60％。NSCLC脑转移率为20％左右，其中腺癌脑转移最多。SCLC初诊时脑转移率为10％，2年后脑转移率可达80％。周围型肺癌易发生脑转移，因肺血管与椎静脉间存在吻合支，脱落的肺癌细胞可不经肺部毛细血管的滤过而直接入脑。如怀疑有脑转移，应及时行颅脑CT、MRI等检查确诊。对首先发现脑转移瘤的患者，应行胸部

CT、纤维支气管镜等检查，同时不能忽略全身检查，以诊断有无其他部位的转移。以往认为手术对于肺癌脑转移的预后影响不大，对于手术治疗持保守观点，手术治疗效果较差，特别是多发性肺癌脑转移时，多数患者在诊断后8～12个月内死亡。目前，以放射治疗为主要手段。但一系列回顾性研究表明，随着显微神经外科技术的发展，在一定情况下，尤其对于颅内单发的转移瘤，手术切除肿瘤可以解除或减轻患者的颅内高压，改善症状，延长生存期，提高生活质量。

2.肾上腺转移

第2个常见的可切除的转移点是肾上腺。肾上腺转移切除术（原发性肺癌切除术后）的5年生存率约25%。预后因素不明确。

（八）电视胸腔镜手术（VATS）

20世纪80年代以来，两项技术的进步使胸腔镜手术得以脱胎换骨：胸腔镜成像技术与微型摄像机结合，加之内镜直线切割缝合器的产生使得各种术式能够完成。

1.适应证

只要手术做得与传统开胸手术程序一致，遵守外科原则和肿瘤学处理原则，达到相同的根治性和安全性，实在没有理由放弃选择微创胸外科手术。VATS手术适应证主要包括以下几方面。

（1）胸膜疾病

进行胸膜活检术、胸膜粘连松解术、胸膜剥脱术、胸膜固定术，清除积液和积脓，对胸壁良性肿瘤（软组织良性肿瘤，如肋间神经纤维瘤）切除等。

（2）肺部疾病

进行肺大疱切除、肺气肿肺减容手术、肺活检、亚肺叶切除、肺叶切除、全肺切除，以及袖状肺叶切除术。

（3）食管疾病

治疗食管疾病，如憩室切除术、贲门失弛缓症食管肌层切开术、良性肿瘤切除、食管癌切除等。

（4）纵隔疾病

切除纵隔肿瘤、对重症肌无力患者行胸腺扩大切除术、纵隔囊肿切除术、胸导管结扎术、纵隔淋巴结活检术、心包开窗引流。

（5）其他疾病

膈疝探查修补术、膈膨升膈肌折叠术、手汗症交感神经链切除术、胸部外伤（胸腔探查、清除积血、肋间血管结扎、控制出血、肺修补、取异物）等。

2.禁忌证

尽管胸腔镜手术是一种安全有效的方法，然而我们认为并非所有患者均可接受胸腔镜手术。

（1）相对禁忌证

血小板减少症、凝血时间延长、出血时间异常、患者单肺通气麻醉、近期心肌梗死、晚期癌症病患、精神异常、恶性胸腺瘤切除等。

（2）绝对禁忌证

胸膜致密粘连、肿瘤体积过大（直径＞5cm）、重度呼吸功能不足无法接受全身麻醉、严重胸部外伤、血压不稳、心肌梗死急发期等。

3.显像设备和镜管

（1）胸腔镜

胸腔镜可以分为硬式胸腔镜和软式胸腔镜。硬式胸腔镜光学性能好，成像清晰，易于消毒，外科手术多采用。软式胸腔镜分辨率较低，消毒受材料限制，内科多采用。硬式胸腔镜按视野分为0°镜、30°镜、45°镜、75°镜，常用的是0°镜和30°镜。30°镜比0°镜能够提供更好的视野，30°镜利于观察胸膜顶和肋膈角等隐蔽区域。根据镜身直径分为10mm、5mm，3.5mm等几种，直径越细，对肋间神经压迫越小，但是亮度和清晰度变差。还有带5mm操作通道的胸腔镜，可以减少一个操作口。但是成像视野小，光线暗，显示欠清晰。

（2）摄像机

摄像机的工作基础是由许多硅片组合而成的电荷耦合器件（CCD）。目前常用的微型摄像机由分别接受红、蓝、绿3种本色的3个CCD组成。临床使用的摄像机大部分属于二维，目前已经出现了三维摄像机。三维摄像机是通过双管胸腔镜连接双摄像机，可在不同距离与角度形成两帧图像，同时显示在监视器上构成一幅重影，利用立体眼镜把重影还原，构成具有景深感的立体图像。

（3）照明系统

向内镜提供灯光的设备属于冷光源，对组织热辐射小。

（4）监视器

为术者提供手术野。

4.手术器械

（1）工作通道：工作通道包括观察口和操作口。套管（trocar）分为硬质套管和软质套管。硬质套管有金属质地和塑料质地两种。目前还有切口保护套，减少对肋间神经的压迫和切口种植。

（2）内镜钳：分为抓钳和分离钳。临床常用无齿卵圆钳、长弯血管钳、直角钳、吸引器等替代。

（3）内镜剪：用于游离血管周围淋巴结和剪线等。

（4）电钩：具有切割止血的作用。

（5）超声刀：具有切割精确、止血可靠、可控性强等优点。

（6）施夹器：血管充分游离后用钛夹钳或hem-o-lock释放血管夹结扎细小血管。

（7）推结器：使用推结器结扎血管。

（8）直线切割缝合器：由于切割各种组织。

5.基本操作技能

电视胸腔镜手术和常规开胸术有很大区别，难度要大得多。它通常是在3～4个1.5cm的胸壁小切口下进行。医师是看着监视器用特殊的手术器械完成手术，这就等同于将医师的眼睛伸到了患者的胸腔内进行手术操作。电视胸腔镜手术对医师的要求很高，术者应首先能够熟练地进行常规开胸手术，再接受胸腔镜手术的训练，不但有助于掌握手术技巧，也利于及时正确处理术中遇到的各种情况。

（1）术侧肺萎陷：需要全身麻醉，双腔气管插管，健侧单肺通气。

（2）站位：通常术者站在患者前侧，一助站在患者后侧，二助扶胸腔镜。

（3）切口：①观察口不能过低，以免伤及腹腔内脏；②切口间不能太近，以免器械相互干扰；③胸腔镜与操作器械尽可能平行；④3个切口呈三角形，与病灶呈倒三角形。

（4）分离：可以使用锐性或钝性解剖方法游离血管、支气管周围。

（5）止血：小出血点可以电凝，较大者可以血管夹夹闭或缝合止血，若遇到难以控制的出血，立即中转开胸。

（6）结扎：常用手、推结器、血管钳或直线切割缝合器处理血管。

（7）缝合：可以通过操作口使用常规的持针器或腔镜持针器。

（8）取出标本：所有切除的标本都有可能是恶性肿瘤，应当放置于标本袋中取出，以减少切口种植的可能性。

6.胸腔镜肺叶切除术

2006年美国国家综合癌症网（NCCN）指南首次正式将VATS列为在不违反肿瘤治疗标准和胸部手术切除原则的情况下可以作为早期非小细胞肺癌（NSCLC）的可行的手术选择之一。2010年，NCCN指南提出患者无解剖变异和手术禁忌证，在不违反肿瘤治疗标准和胸部手术切除原则下，VATS是NSCLC手术的一个合理的、可接受的术式。2015年NCCN指南认为只要患者无解剖学变异和手术禁忌证，只要不违反肿瘤治疗标准和胸部手术切除原则，强烈推荐对早期NSCLC施行电视胸腔镜手术或其他微创肺切除术。

（1）适应证：①早期周围型NSCLC、直径≤5cm、未侵犯胸壁或支气管、没有肺门及纵隔淋巴结肿大；②局限于单一肺叶的良性病变需要行肺叶切除；③肺转移癌须行肺叶切除者；④胸膜腔无严重粘连，肺裂分化完全；⑤心肺功能估计能耐受肺叶切除者。

（2）禁忌证：①中心性肺癌和纵隔淋巴结转移；②胸腔内有严重或致密粘连者，包括严重的炎性病变和胸膜融合；③肿瘤直径＞5cm，包括良性肿瘤；④不能耐受单肺通气。

（3）手术方法：①传统器械如吸引器、电钩等常被用来钝性或锐性游离血管。②肺动脉主干旁及分支间常常有淋巴结，此时不要急于游离动脉，而是先将淋巴结摘除，再处理血管就会安全得多。③血管的游离应尽可能有足够的长度，先用长弯钳穿过血管间隙，套以粗丝线牵引以方便内镜直线切割缝合器插入。对肺静脉的处理应尽可能靠近其根部，以免留有较长的残端继发血栓形成。对肺动脉的处理，由于各肺段动脉走向各不相同，最好分别处理；但对游离段较长，走向基本一致的血管，为节约费用，一次可钉合多根血管。近年来，关于胸腔镜和开胸淋巴结清扫站数和数目方面的比较研究显示，胸腔镜下系统性的淋巴结清扫已达到开胸手术同等水平和效果。

第三节　肺癌放射治疗与免疫靶向治疗

一、肺癌放射治疗

肺癌的放射治疗自20世纪50年代^{60}Co远距离治疗机问世开始，至今已经发展50余年，现今，放疗已成为肺癌治疗的主要手段之一。在肺癌的综合治疗中，无论是早期、局部晚期的根治、术后辅助，还是全身多发转移的姑息治疗，放疗起到越来越重要的作用。

（一）非小细胞肺癌

非小细胞肺癌（NSCLC）的病理类型包括鳞癌、腺癌、大细胞癌等，占所有肺癌病例的80%以上。其中鳞癌约占50%，腺癌约占25%，这些病理类型的肺癌在生物学行为上相似，治疗原则基本一致，早期以手术为主；中期可行手术为主的综合治疗；不可切除的局部晚期采用放化疗综合治疗；晚期应以系统性全身治疗为主，局部可加姑息放疗。

1.早期的非小细胞肺癌

早期非小细胞肺癌是指病情分期处于$T_{1\sim2}N_{0\sim1}$，根治性手术切除是标准治疗，如患者有手术禁忌或拒绝手术，可行放射治疗，放疗靶区包括原发病灶和影像学检查阳性的淋巴结。早期非小细胞肺癌根治放疗后失败的原因主要是局部复发，高达50%；增加淋巴引流区放疗，可以降低局部复发率，同时靶区增大，也会提高肺部及食管放疗并发症。临床上是否做淋巴结引流区预防照射应根据患者PS评分、肺功能等情况做综合分析。

早期非小细胞肺癌放疗的5年生存率为25%~30%，常规分割照射时，>70Gy的剂量有着更好的局控率。临床上建议65~70Gy，至少不低于60Gy。RTOG93-11研究项目结果显示：如果37%的肺组织受照剂量不超过20Gy，放疗的安全剂量可达77.4Gy；如果25%的肺组织受照剂量不超过20Gy，靶区剂量最大可达到90.3Gy超分割照射时，生物效应剂量（BED）＞105Gy时有较好的生存获益。

对于可切除的非小细胞肺癌，规范治疗是推荐手术切除，同时放疗也可以在等效生物剂量足够的条件下获得很好的局部控制率和总生存率。

2.局部晚期非小细胞肺癌

局部晚期非小细胞肺癌（ⅢA和ⅢB期）约占NSCLC总数的1/3，小部分ⅢA期和极少数ⅢB期可以采用以手术为主的综合治疗，放疗主要在术前或者术后起辅助治疗作用。大部分局部晚期患者已经失去手术机会，可采用同期放化疗。

术前放疗的主要目的是提高手术切除率，降低肿瘤活性，减少肿瘤转移，但没有明显改善生存率，多数情况下已被诱导化疗取代肺尖癌及术前纵隔镜或PET/CT提示N_2阳性淋巴结行术前放疗有明确的效果，是术前放疗的适应证。靶区包括原发灶及周围1.5～2.0cm正常组织，同侧肺门和中上纵隔淋巴结引流剂量40～44Gy。

术后放疗有利于提高局部控制率和总生存率，对于原发灶全切且术后病理N_0者不需要术后辅助放疗。对于原发灶残留者，应给明确恶性的病灶根治剂量60～70Gy/30～35次，如肺门和（或）纵隔有淋巴结残留，除应给残留淋巴结根治剂量60～70Gy/30～35次外，还应照射同侧肺门和纵隔淋巴结引流区，上纵隔淋巴结残留射野还应该包括锁骨上区，肺门和纵隔淋巴结无残留时，仅需照射同侧肺门和纵隔淋巴结引流区，淋巴结引流区剂量44Gy/22次。

不可手术的非小细胞肺癌的标准治疗方案是同期放化疗，如ⅢA期有多站N_2阳性、巨块型或固定的N_2，以及ⅢB期中$T_{1\sim3}N_3$和$T_4N_{2\sim3}$。局部晚期非小细胞肺癌的主要死亡原因是胸内进展，同期化疗可以提高局部控制率。对于KPS评分较好的患者应积极给予根治性治疗。放疗的靶区应包括原发灶、同侧肺门和双侧中上纵隔淋巴引流区（放疗野下至隆突下淋巴结引流区），处方剂量应达到60～70Gy/1.8～2.0Gy，最佳的同期化疗方案尚无定论，低剂量可采用紫杉醇45mg/m²＋卡铂（AUC＝2）每周方案×6周、顺铂30mg/m²每周方案×6周、紫杉醇60mg/m²每周方案×6周，足量每4周方案包括：依托泊苷50mg/m²d1-5、d29-33＋顺铂50mg/m²，d1、d8、d29、d36。

3.晚期非小细胞肺癌

晚期肺癌患者治疗的最主要目的是姑息减症，提高生存质量，少数患者可延长生存期。

脑转移的患者如有颅高压症状和占位效应，生活质量显著下降，如全身肿瘤控制良好、肿瘤负荷小的脑转移患者建议积极治疗。1～3个脑转移瘤可根据手术难易程度选择手术＋全脑放疗（WBRT）或立体定向放疗（SRT）＋WBRT，不能耐受高剂量脑照射的患者可行单纯SRT。有治疗靶点（如*EGFR*基因突变）的无症状脑转移瘤可先行靶向治疗；>3个转移瘤者可行WBRT或SRT：WBRT的标准方案为30Gy/10Fr或者37.5Gy/15Fr，神经功能状态差者短疗程放疗方案也可以考虑（20Gy/5Fr）。SRT可用于体力状态好且总的肿瘤体积小的患者。如果肿瘤占位效应严重、颅高压危及生命，可行姑息手术。全身肿瘤进展的患者可考虑姑息治疗、支持治疗或放疗。

骨转移放疗的主要目的是减轻疼痛，防止病理性骨折，50%以上的患者放疗后疼痛症状明显改善，推荐大分割20～30Gy/3～4Gy，放疗可联合唑来膦酸，同时抑制破骨细胞功能，减少病理性骨折的发生。

（二）小细胞肺癌

小细胞肺癌（SCLC）约占所有肺癌病例的15%，是一种以生长迅速、早期转移、高度侵袭性为特点的病理类型，临床上更容易早期广泛转移，所以在治疗策略上与其他病理类型有着显著的差异。小细胞肺癌局限期（LD）是指肿瘤局限于一侧胸腔、同侧肺门、双侧纵隔、同侧锁骨上区，且除外恶性心包积液或恶性胸腔积液等情况，确诊时局限期病例仅占全部小细胞肺癌的30%。广泛期（ED）是指Ⅳ期或多发肺内转移结节和（或）肿瘤病灶、转移淋巴结靶区过大而难以耐受根治性放疗的局限期小细胞肺癌，以根治性同期放化疗为主要治疗手段，广泛期小细胞肺癌因病变广泛、预后差，放疗仅起到姑息治疗作用。

1.局限期

局限期中早期小细胞肺癌（$T_{1～2}N_0M_0$，Ⅰ期）可行根治性手术，如术后发现淋巴结阳性，则需要给予术后同期放化疗或序贯化疗，如果淋巴结阴性，则只需辅助化疗。术后放化疗或化疗后应给予脑预防照射（PCI）。对于无法手术的早期SCLC，可行根治性同步放化疗或体部立体定向放射治疗（SBRT）。

局限期小细胞肺癌的一线治疗包括含铂双药化疗联合胸部放射治疗（TRT）EPOS（依托泊苷＋顺铂/卡铂）是首选化疗方案，放疗加入时间越早越好，最好在化疗开始后30天内进行。加拿大国立癌症研究所一项随机研究发现虽然早放疗组（30天内）和晚放疗组（＞30天）的完全缓解率没有明显区别，但早放疗组的无疾病进展生存（$P=0.036$）和总生存（$P=0.008$）均优于晚放疗组，且晚放疗组脑转移率明显增高（$P=0.006$）。对于初诊肿瘤体积较大的可先化疗1～2个周期，化疗后肿瘤体积缩小，再加入放疗有利于保护周围正常组织。如果化疗前有多站淋巴结转移或同期4个疗程化疗后有肿瘤残留，也可行2个疗程EP方案巩固化疗。

放疗的靶区包括照射影像学检查（CT/MRI/PET）可见的原发灶、淋巴结转移灶和纤维支气管镜下可见的病灶，PET/CT图像最好在治疗前4周内获得，最晚不超过8周；传统照射野未被累及的纵隔淋巴结一直都包含在放疗靶区内，而未受累及的锁骨上淋巴结一般不包含在靶区中。目前因预防性淋巴结照射缺少充分的依据，且几个大综回顾性及前瞻性研究提示因选择性淋巴结照射而遗漏的淋巴结导致孤立的淋巴结复发的概率是很低的（0～11％，大多＜5％），尤其是当使用PET分期/靶区确定时（复发率为1.7％～3％）为了减少放射性食管炎和放射性肺损伤，可以考虑减免预防性淋巴结照射，减少照射的体积。对于行序贯化放疗的患者，化疗后残留的肿瘤体积作为靶区GTV，但治疗前已受累及的淋巴结区域应包含在内。

目前比较认可的局限期小细胞肺癌放疗模式有两种，超分割时总剂量45Gy，每次1.5Gy，每天2次，共3周，两次治疗间隔不少于6小时；普通分割时总剂量60～70Gy，每次1.8～2Gy，每天1次。

在同步放化疗结束后3～4周复查影像学评估疗效，如完全缓解（CR）或很大程度部分缓解（PR），可给予全脑预防性放疗（PCI），推荐剂量是25Gy/10Fr或30Gy/15Fr。全脑放疗时，应尽量避免同步化疗，放疗总剂量应≤36Gy，高龄患者应慎重行PCI治疗。

2.广泛期

广泛期采用化疗为主的综合治疗，化疗4～6周期EP方案后，疗效评价达CR或PR均可给予患者PCI，同时可给予胸部姑息放疗，45Gy/15Fr，其他寡转移病灶姑息放疗30Gy/10Fr。如果患者无法耐受同时胸部放疗＋PCI，可先给予胸部放疗，后给予PCI：如果胸部之外的寡转移病灶化疗后完全消失，则可不给予寡转移灶放疗，只给予胸部残留病灶姑息放疗，45Gy/15Fr。如果胸部病灶化疗后完全消失，则可考虑只给予胸部原纵隔转移淋巴结姑息放疗，对于肺部原发灶化疗后可不给予照射，因为无法准确确定可能残留的亚临床病灶位置。如果患者多发转移，非寡转移，化疗后病灶达到完全缓解或部分缓解，则须根据患者一般情况，可只给予胸部病灶姑息放疗30Gy/10Fr。

二、肺癌免疫靶向治疗

肿瘤免疫治疗是指激发或调动机体的免疫系统，增强肿瘤微环境抗肿瘤免疫力，从而控制和杀伤肿瘤细胞。与以往的手术、化疗、放疗和靶向治疗不同的是，免疫治疗针对的靶标不是肿瘤细胞和组织，而是人体自身的免疫系统。随着对肿瘤免疫逃逸机制的深入研究，国内外研发出了大量免疫治疗药物，其中针对程序性死亡蛋白1（PD-1）和PD-1配体（PD-L1）复合物和细胞毒性T淋巴细胞抗原4（CTLA-4）等免疫检查点的免疫治疗药物，已经在越来越多的临床研究中证实有显著的临床疗效。肺癌的免疫治疗主要分为主动免疫治疗和被动免疫治疗。

（一）主动免疫治疗

主动免疫治疗是通过激活自身免疫应答反应，增强抗肿瘤作用。目前主动免疫治疗的主要方式是注射肺癌疫苗和针对T细胞负性调控分子的单克隆抗体。

肿瘤疫苗的基本原理是利用肿瘤抗原，通过主动免疫方式诱导机体产生特异性抗肿瘤免疫应答，激发机体自身的免疫保护机制，达到治疗肿瘤或预防复发的作用。目前研制的肺癌疫苗主要分为：以细胞为载体的疫苗、蛋白质/多肽疫苗、核酸疫苗等。

以细胞为载体的肿瘤疫苗包括肿瘤细胞疫苗、树突细胞疫苗、DC/肿瘤融合疫苗。肿瘤细胞疫苗是从肿瘤组织中分离纯化肿瘤细胞，灭活处理后去除致瘤性，保留抗原性，接种后完整的细胞表面特异性抗原可诱导机体产生肿瘤免疫应答。树突状细胞（DC）是功能最强的抗原提呈细胞（APC），通过肿瘤抗原致敏DC或被肿瘤抗原基因修饰的DC注射人体后诱导特异性细胞免疫。DC/肿瘤融合疫苗是融合表达主要组织相容性复合体抗原（MHC抗原）及其他协同刺激因子的DC和表达肿瘤特异抗原的肿瘤细胞形成异核体细胞，高效向T细胞呈递肿瘤抗原，从而逆转机体对肿瘤抗原的耐受。

　　肿瘤抗原经过抗原提呈细胞降解成短肽，并形成MHC-TCR复合物才能被T细胞识别，激发相应的细胞毒性T淋巴细胞（CTL）反应，由于肿瘤细胞的抗原肽与MHC结合的部位缺少合适集团，所以并不能有效激活CTL反应，现有的蛋白质/多肽疫苗通过更换结合部位的氨基酸序列，增强细胞免疫应答，达到抗肿瘤的目的。

　　核酸免疫是通过反转录病毒等载体将外源性目的基因导入受体细胞而制成的疫苗，在宿主体内，目的基因转录翻译成抗原蛋白，机体抗原提呈细胞识别抗原，加工提呈给T细胞，诱导宿主产生免疫应答。

　　T细胞负性调控分子的单克隆抗体治疗包括针对细胞毒性T淋巴细胞抗原4（CTLA-4）的抗体和针对CD_8阳性T细胞的程序性死亡因子蛋白1（PD-1）抗体和PD-L1抗体。抗CTLA-4是一种单克隆抗体，CTLA-4是细胞毒性T淋巴细胞表面负调节受体之一。正常情况下，T细胞的活化需要双信号的刺激，第一信号是T细胞受体（TCR）接受MHC提呈的抗原，第二信号是共刺激分子B_7和CD_{28}结合，CTLA-4可以与CD_{28}竞争性结合到B_7上，阻断T细胞的活化过程。Ipilimumab可以阻断CTLA-4的竞争性抑制作用，消除免疫抑制，增强CTL的抗肿瘤作用。

　　目前能够应用于人体的CTLA-4抗体有两种：伊匹单抗（Ipilimumab）和Tremelimumab。Ipilimumab是第一代CTLA-4单克隆抗体，可有效阻断CTLA-4相关T细胞活性抑制信号，增强细胞免疫。2011年FDA批准Ipilimumab用于转移性黑色素瘤的治疗，近年来，Ipilimumab也被逐渐应用于肺癌的临床研究中。Lynch等报道了一项Ipilimumab联合紫杉醇/卡铂一线治疗Ⅲ/Ⅳ期NSCLC的随机双盲多中心Ⅱ期临床试验，结果显示CP方案序贯Ipilimumab组与安慰组相比，能显著提高免疫相关无疾病进展时间（irPFS）（序贯组vs对照组：5.7个月vs4.6个月），也延长了无进展生存（序贯组vs对照组：5.1个月vs4.2个月），序贯组和对照组中位总生存期分别为12.2个月和8.3个月。在不良反应方面，序贯组与对照组发生3/4级不良反应比率相近，分别为39%和37%。Arriola等报道了一项在广泛期小细胞肺癌患者中使用Ipilimumab联合卡铂/依托泊苷的Ⅰ期临床试验（共42例），结果显示中位总生存期（OS）达17个月（95%CI：7.9~24.3），但同时89.7%的患者出现至少有一种≥3级的毒性反应，其中有27人的毒性反应与Ipilimumab相关。从目前临床研究看，Ipilimumab联合化疗的治疗方式还在探索中，小细胞肺癌患者EP方案联合Ipilimumab，不良反应是亟待解决的问题。

Tremelimumab又称为CP675206，也是一种人源化CTLA-4的抗体。Tremelimumab在黑色素瘤的治疗过程中取得了一定的成绩，但在肺癌治疗方面研究少，且目前看来效果不佳。近几年Tremelimumab联合其他免疫治疗的临床试验尚无确定疗效的阳性结果。

PD-L1是B_7/CD_{28}协同刺激因子超家族中的成员，PD-1主要表达在活化的T细胞表面，它有两个配体，PD-L1和PD-L2。PD-L1可表达在抗原提呈细胞、B细胞、T细胞、非造血细胞、肿瘤细胞上。PD-L1和PD-1结合后可抑制T细胞免疫，导致T细胞功能耗竭，包括分化、分泌细胞因子、裂解肿瘤细胞的功能丢失，PD-1抗体及PD-L1抗体可增强机体细胞免疫，达到抗肿瘤目的。

2005年，PD-1抗体（pembrolizumab和nivolumab）获FDA批准用于非小细胞肺癌（NSCLC）；2017年，PD-L1抗体（atezolizumab）可用于转移性非小细胞肺癌，另一PD-L1抗体Durvalumab针对多种癌症的研究都在进行中。

Nivolumab是一种抑制PD-1受体的人源化IgG4型单克隆抗体：Topalian等人在新英格兰医学杂志上发表的Ⅰ期队列研究结果，评估了Nivolumab在包括晚期NSCLC在内的296例晚期实体瘤患者中的疗效和安全性，跨剂量队列分析表明，患者1年生存率和2年生存率分别为42%和24%，OS为9.9个月，客观缓解率（ORR）为17.1%。在所有患者中，3mg/kg剂量组ORR最高，达32%，OS最长，为14.9个月，鳞癌与非鳞癌患者的ORR分别为33%和12%，而OS无明显差异：药物相关的不良事件总发生率为41%，3/4级的严重药物不良事件发生率为5%，3/4级药物相关的肺炎发生率为2%。

Pembrolizumab是一种高度选择性拮抗PD-1的人源性IgG4-κ同型性抗体，它释放出PD-1途径的双配体（PD-L1和PD-L2）阻断物。Pembrolizumab作为晚期PD-L1阳性NSCLC患者的一线治疗药物，有稳健的抗肿瘤作用。"晚期非小细胞肺癌如PD-L1表达水平≥50%即为阳性结果，Pembrolizumab可作为一线治疗"已被写入NCCN指南。

（二）被动免疫治疗

被动免疫治疗通过向患者输入免疫应答终产物，如效应细胞、抗体或细胞因子，进而起到增强抗肿瘤的免疫应答。通过回输效应细胞的治疗方式也称为过继免疫治疗（AIT），主要是从患者外周血中分离的单个核细胞经过体外诱导、激活和扩增后输入患者体内，诱导或直接杀伤肿瘤细胞，或增强机体的免疫功能，从而达到治疗肿瘤的目的。对于 NSCLC 已有 AIT 联合手术和放化疗的相关临床研究，并展现出一定的临床疗效。目前尚无 AIT 用于 SCLC 的报道。常用的免疫细胞有 CTL、CIK、NK、$\gamma\delta$T、NKT 细胞等。常见的抗体主要是单克隆抗体，细胞因子主要包括白介素 -2、干扰素、肿瘤坏死因子、粒细胞 - 巨噬细胞集落刺激因子。

目前免疫治疗的临床研究多用于肺癌进展期患者，肺癌细胞可通过多种途径逃避免疫监视，一旦产生免疫耐受疗效就会大打折扣，未来随着分子生物、生物工程及免疫学基础理论的发展，肿瘤免疫治疗如能克服免疫耐受，肺癌治疗将迎来新的曙光。

三、放疗联合免疫治疗

既往观点认为，传统放化疗杀伤免疫细胞，具有免疫抑制作用。但最近越来越多的研究表明，局部放疗能够促进肿瘤相关抗原释放、主要组织相容性复合物Ⅰ类（MHCⅠ）分子表达及免疫细胞招募，促进机体抗肿瘤免疫反应，其与免疫治疗相结合具有协同作用。免疫治疗和放疗之间的协同作用已经成为癌症研究项目中的一个热门领域。

局部放疗联合免疫刺激会产生一种系统的、免疫介导的全身抗肿瘤反应，这种放射野外的肿瘤缩小称为远位效应；此前的临床前期研究已经证明，放疗联合免疫检查点抑制剂，如抗细胞毒性T细胞抗原4（CTLA-4）和抗PD-L1抗体，能够引起有效的远位效应，在黑色素瘤中效果尤为显著。

众多临床前研究数据显示在使用体部立体定向放射治疗[SBRT，又称体部立体定向消融放射治疗（SABR）]后免疫应答激活。在小鼠模型中，使用单次分割（15～25Gy）照射后，引流淋巴结区域的T细胞增多，导致CD$_8$$^+$T细胞依赖的原发性肿瘤缩小或根除及远处转移。有研究发现，表达卵清蛋白（OVA）的B.16-FO肿瘤经过单次分割（15Gy）或照射（3Gy×5次）后，无论使用其中任何一种分割方案，都会加快抗原提呈及T细胞在引流淋巴结区域的集聚。另一个B.16-OVA的黑色素瘤小鼠研究发现，在经过不同分割方式（总剂量达15Gy）的放疗后，放疗剂量为7.5Gy和10Gy均可以有效激活免疫系统，但5Gy不行，使用较高剂量放疗（≥15Gy）会增加脾脏调节性T细胞（Treg）的比例。有许多研究显示使用放疗联合抗CTLA-4治疗后，与单一治疗模式相比，可以使肿瘤更大限度地

退缩，且原发灶及远处转移均缩小。进一步研究证实这些效应是由CD_8^+T细胞依赖的抗肿瘤免疫效应引发的。其他类型的免疫治疗联合高剂量放疗也能增强抗肿瘤效应，如刺激抗肿瘤免疫的相关单克隆抗体（如抗CD_{137}抗体和抗CD_{40}抗体）或解除免疫抑制的相关单克隆抗体（抗PD-1抗体）联合单次（12Gy）/多次[（4～5Gy）×4次]放疗。在小鼠模型中，单次分割的放疗与抗CD_{137}和抗PD-1抗体结合提高了宿主抗肿瘤免疫应答能力（肿瘤排斥率达40%）。类似的，多次分割放疗结合抗CD_{137}和抗PD-1抗体也被证实比单一治疗模式更有效，综合这些数据，可以看出放疗后可以产生有效的免疫刺激。

第二章 淋 巴 瘤

第一节 淋巴瘤的诊断

一、临床表现

淋巴瘤是原发于淋巴结或淋巴组织的恶性肿瘤，有淋巴细胞和（或）组织细胞的大量增生，恶性程度不一。

约20％的淋巴瘤患者可完全无症状，因体检或其他疾病行血液学检查时被发现。而大多数患者有非特异性的症状，如疲劳、乏力、虚弱、体重减轻或因浆细胞异常增生影响到相应的器官、组织而引起一种或多种症状和体征。临床上以无痛性、进行性淋巴结肿大为最典型的表现，发热、肝脾大亦常见，晚期有恶病质、贫血等表现。

淋巴组织（又称淋巴网状组织）广泛分布于体内各处，它主要包括淋巴结、扁桃体、脾、胸腺、胃肠道和支气管黏膜下的淋巴组织等；此外，骨髓和肝亦有丰富的淋巴网状组织。

由于病变部位及范围的不同，淋巴瘤的临床表现变化多端，可仅有单组浅表淋巴结肿大而不伴有全身症状，亦可无浅表淋巴结肿大而有全身广泛浸润，并伴有相应的症状和体征。淋巴瘤好发于淋巴结，绝大多数首先发生于颈部、锁骨上淋巴结，亦可发生于腋窝、腹股沟、纵隔、腹膜后、肠系膜等部位的淋巴结。部分病例可首先侵犯淋巴结外的淋巴组织或器官；但霍奇金淋巴瘤（HL）极少原发于结外淋巴组织或器官，非霍奇金淋巴瘤（NHL）则较多侵犯结外的淋巴组织或器官。霍奇金淋巴瘤的播散方式是从原发部位向邻近淋巴结依次传播；而非霍奇金淋巴瘤的播散方式是越过邻近部位向远处淋巴结传播，并且非霍奇金淋巴瘤以多中心发病，因此非霍奇金淋巴瘤的早期常已全身散播。

（一）局部表现

1.体表淋巴结肿大

无痛性淋巴结肿大为本病的特征性表现，表面光滑，中等硬度，质地坚韧，均匀，丰满。

肿大的淋巴结早期可从黄豆大到枣大，孤立或散在发生于颈部、腋下、腹股沟等部位，中期可相互融合，亦可与皮肤粘连，固定或破溃。肿大的淋巴结逐渐增大，HL和低度恶性NHL的肿大淋巴结增大速度缓慢，常在确诊前数月至数年已有淋巴结肿大的病史；高度恶性淋巴瘤之肿大淋巴结增大速度迅速，往往在短时间内肿块明显增大。淋巴瘤之肿大淋巴结在一定时间内增大速度可缓慢，在某些时间又相对比较稳定，有时经抗感染、抗结核治疗后，肿大的淋巴结可一度有所缩小，以后再度增大，但极罕见有肿大淋巴结自然消退现象。少数患者肿大的淋巴结在饮酒后出现疼痛。一般而言，颈部、颏下、滑车上、腋窝淋巴结肿大应考虑淋巴瘤的可能；颌下及腹股沟淋巴结的肿大常可因口腔、下肢炎症所致，应注意区别。有90%的HL患者以体表淋巴结肿大为首发症状，其中60%～70%发生于锁骨上、颈部淋巴结，腋窝和腹股沟淋巴结占30%～40%。锁骨上淋巴结肿大提示病灶已有播散，右侧多自纵隔或两肺而来，左侧常自腹膜后而来。NHL50%～70%的患者亦以体表淋巴结肿大为首发症状，40%～50%原发于结外淋巴组织或器官。半数好发于颈部，但更易累及口咽环、肠系膜和腹股沟。

2.咽淋巴环病变

咽淋巴环又称韦氏环，由口咽、舌根、扁桃体和鼻咽部组成，其黏膜和黏膜下具有丰富的淋巴组织，是淋巴瘤的好发部位，咽淋巴环淋巴瘤约占结外NHL的1/3。扁桃体淋巴瘤常伴有颈部淋巴结增大，有时扁桃体肿块可阻塞整个口咽，影响进食和呼吸，并可同时或先后合并胃肠道侵犯，应予注意。

3.鼻腔病变

原发鼻腔淋巴瘤绝大多数为NHL，患者常有相当长的流鼻涕、鼻塞，或过敏性鼻炎病史，可有鼻出血，直至鼻腔出现肿块，影响呼吸。鼻咽部淋巴瘤症状则以耳鸣、听力减退较显著，鼻咽部出现肿块经活检方能确诊。

4.胸部病变

（1）原发纵隔淋巴瘤

纵隔淋巴结是淋巴瘤的好发部位，多见于霍奇金淋巴瘤，尤以年轻患者（结节硬化型者常有双侧肿大）多见，但亦可见于弥漫性淋巴母细胞性非霍奇金淋巴瘤，预后均较差。纵隔病变最初主要发生于前中纵隔、气管旁及气管支气管淋巴结，受累淋巴结可是单个淋巴结肿大，亦可为多个淋巴结肿大融合成块。常侵犯一侧或双侧纵隔，但以后者较多见。多数患者在初期常无明显症状，主要表现为胸部X线片上出现纵隔增宽，外形呈波浪状。随着病变的发展，肿瘤增大到一定程度时可压迫气管、肺、食管、上腔静脉，引起咳嗽、胸闷、气促、肺不张、颈交感神经麻痹综合征、上腔静脉压迫综合征。纵隔的淋巴瘤亦可侵犯膈神经、喉返神经、交感神经，出现相应的神经麻痹症状，但一般不如转移性淋巴结易发和显著。10%~20%的HL在诊断时可有肺或胸膜受累，往往是由于肺门、纵隔淋巴结病变直接侵犯所致。

（2）肺受侵

淋巴瘤的肺部受侵，早期可无症状，胸部X线片上有圆形或类圆形或分叶状阴影，病变进展可压迫支气管致肺不张，有时肿瘤中央坏死形成空洞；有的肺部病变表现为弥漫性间质性改变，此时临床症状明显，常有咳嗽、咳痰、气短、呼吸困难，继发感染可有发热。

（3）胸膜受侵

胸膜病变可表现为结节状，或肿块，或胸腔积液。胸膜结节直径超过1m者，经CT检查可发现。胸膜受侵的胸腔积液为渗出液，多数呈淡黄色胸腔积液，亦可为血性。胸腔积液脱落细胞学检查可见到幼稚或成熟的淋巴细胞，10%以下可发现恶性细胞。淋巴瘤引发胸膜受侵所致胸腔积液应注意与因纵隔淋巴结肿大阻塞淋巴管、静脉回流所致漏出液相鉴别，有时区别其性质是很困难的。

（4）心包、心肌受侵

淋巴瘤可侵犯心肌和心包，绝大多数是由于纵隔病变直接侵犯所致，个别亦可为原发心脏淋巴瘤。常表现为心包积液，积液量少时可无明显自觉症状，积液量增多时可有胸闷、气短，严重时发生心脏压塞症状。胸部X线、B超、CT可明确心包积液。淋巴瘤侵犯心肌表现为心肌病变，可有心律不齐，心电图异常等表现。

5.腹部病变

脾是HL最常见的膈下受侵部位，胃肠道则是NHL最常见的结外病变部位，肠系膜、腹膜后及髂窝淋巴结等亦是淋巴瘤常见侵犯部位。

（1）胃肠道

由于胃淋巴瘤病变源于胃黏膜下淋巴滤泡，早期无症状，随病变进展可出现消化不良、上腹不适等非特异性症状，病变进一步发展可出现呕血、黑便、上腹包块、贫血、消瘦等症状。原发性小肠肿瘤以非霍奇金淋巴瘤最多见，以吸收不良综合征或脂肪泻为主要临床表现，病变多发生于空肠。肠道淋巴瘤多表现为腹痛、腹泻、腹部肿块、消化不良、贫血、消瘦等。肿瘤阻塞肠道可出现肠梗阻，甚至肿瘤穿透肠壁形成肠穿孔，往往需要急诊手术。经病理检查可确诊。

（2）肝、脾

肝、脾原发淋巴瘤少见，但在其他部位淋巴瘤的病情进展中，肝、脾受侵多见。肝实质受侵可引起肿大，活组织检查25%～50%的非霍奇金淋巴瘤有肝累及，尤多见于滤泡或弥漫性小裂细胞非霍奇金淋巴瘤。淋巴瘤致肝受侵多继发于脾受侵或晚期病例，病变多为弥漫性，肝穿刺活检有助于诊断。肝实质受侵可引起肝大和肝区压痛。

（3）其他表现

淋巴瘤可原发或继发于脑、硬脊膜外、睾丸、卵巢、阴道、宫颈、乳腺、甲状腺、肾上腺、眼眶球后组织、喉、骨骼、肌肉软组织等，均有各自相应的临床表现，此不赘述。

（二）全身表现

1.全身症状

全身症状与发病年龄、肿瘤范围、机体免疫力等有关。老年患者、免疫功能差或多灶性起病者，全身症状显著。无全身症状者存活率较有全身症状者高3倍。

淋巴瘤的全身症状主要表现为发热、消瘦、盗汗等，其次有食欲减退，易疲劳、瘙痒等。

当肿瘤累及深部淋巴结时，临床常以发热为主要表现，热型多不规则。早期发热者，霍奇金淋巴瘤占30%～50%，非霍奇金淋巴瘤一般在病变较广泛时才发热，热退时大汗淋漓可视为本病特征。

全身症状明显者病期多属中晚期，若治疗反应不佳者，预后不良。

2.全身非特异性病变

淋巴瘤可伴有一系列的皮肤、神经系统非特异性表现。皮肤病变可表现为糙皮病样丘疹、色素沉着、鱼鳞癣、剥脱性皮炎、带状疱疹、荨麻疹、结节性红斑、皮肌炎等。总计发生率13%～53%。

神经系统病变可表现为运动性周围神经病变、多发性肌病、进行性多灶性脑白质病、亚急性坏死性脊髓病等。

3.免疫、血液系统

淋巴瘤患者10%～20%可有贫血，部分患者可有白细胞、血小板增多，红细胞沉降率（ESR，血沉）增快，个别患者可有类白血病反应，中性粒细胞明显增多。乳酸脱氢酶的升高与肿瘤负荷有关。

部分患者，尤其晚期患者表现为免疫功能异常，如自身免疫性溶血性贫血、Coombs试验阳性、血清单克隆免疫球蛋白峰、细胞免疫功能受损（包括淋巴细胞转化率、巨噬细胞吞噬率降低）等。

（三）霍奇金淋巴瘤的临床表现

1.淋巴结肿大

多数HL以淋巴结病变起病，浅表淋巴结的无痛性、进行性肿大或脾大常是首发症状，尤以颈部淋巴结为多见，其次为腋下、腹股沟淋巴结。首发于腹股沟或滑车上的较少。首发于颈淋巴结者占60%～70%，左多于右，右颈部淋巴结病变大多转移到纵隔区，左颈部淋巴结病变易累及膈下，锁骨上淋巴结肿大提示病灶已有播散，右侧自纵隔或两肺而来，左侧常自腹膜后而来，肿大的淋巴结可以活动，有软骨样感觉。随病程发展，周围出现大小不一新的淋巴结肿大，并可融合成团块状，如果淋巴结增大迅速，甚至侵犯神经，可引起疼痛，少数患者仅有深部而无浅表淋巴结肿大，纵隔淋巴结肿大多见于年轻患者（结节硬化型者常有双侧肿大），预后相对较差。深部淋巴结肿大可引起症状，如纵隔淋巴结肿大引起咳嗽、胸闷、气促、肺不张、颈交感神经麻痹综合征、上腔静脉压迫综合征；肝门淋巴肿大，压迫胆总管引起黄疸和肝大；腹膜后淋巴结肿大，可引起痛及下肢、会阴部或阴囊水肿，偶尔压迫输尿管，引起肾盂积水。累及深部淋巴结时，临床常以发热为主要表现。

2.全身症状

患者以发热、消瘦（半年内体重减轻10%以上）、盗汗等为主要全身症状，其次有食欲减退、易疲劳、瘙痒等。全身症状与发病年龄、肿瘤范围、机体免疫力等有关。老年患者、免疫功能差或多灶性起病者全身症状显著。无全身症状者，其存活率较有症状者大3倍。

（1）发热

热型多不规则，可呈持续高热，也可间歇低热，少数有周期热，后者约见于1/6霍奇金淋巴瘤患者，早期发热者占3%～50%，但NHL一般在病变较广泛才发热。热退时大汗淋漓可为本病特征。

（2）酒精性疼痛

有17%～20%HL患者在饮酒后20分钟，病变局部发生疼痛。其症状可早于其他症状及X线表现，具有一定的诊断意义。当病变缓解后，酒精性疼痛即行消失，复发又重现。酒精性疼痛的机制不明。

3.结外病变的临床表现

（1）胃肠道

国外1246例淋巴的病例分析指出，淋巴组织发生淋巴瘤病变最多见于胃肠道。HL仅2%，临床表现有食欲减退、腹痛、腹泻、腹部包块、肠梗阻和出血等。侵及部位小肠为多，其中50%以上为回肠，胃、结肠很少受累，以吸收不良综合征或脂肪泻为主要临床表现的病变多发生于空肠。胃肠道病变一般通过肠系膜系淋巴管，由腹膜后淋巴结播散而来。

（2）肝脾

肝实质受侵可引起肿大、肝区疼痛及压痛。肝内弥漫浸润或肿大淋巴结压迫胆总管时，可发生黄疸。霍奇金淋巴瘤累及肝者约15%有黄疸，脾浸润多由腹部淋巴结病灶经淋巴管扩散而来，霍奇金淋巴瘤早期脾大不常见，但随着病程进展而增多，一般在10%左右。脾大者经病理检查，仅32%有病变，可见脾受累程度与临床所见并不一致。肝病变系从脾通过门静脉播散而来，因此肝有病变者，脾均已累及，患者预后较差。

（3）呼吸道

临床表现有局部骨骼疼痛、按压痛、病理性骨折、骨肿瘤及继发性神经压迫症状。骨质累及者占10%～35%，以胸椎、腰椎最常见受累，肋骨、骨盆及头颅次之，多从远处血行播散或自附近软组织肿瘤浸润所致。X线显示象牙质脊椎或溶骨变化。

（四）非霍奇金淋巴瘤的临床表现

NHL由于病变部位和范围不相同，临床表现不一致。可见于任何年龄组，好发于40～60岁，男性多于女性。以疼痛和肿块为主要表现，常发生病理性骨折。大多数也以无痛性颈和锁骨上淋巴结肿大为首发，但其临床特点为结外受侵多，易合并白血病，病程很不均一。结外NHL以胃肠道、骨髓、中枢神经系统为多见，还可侵犯咽淋巴环、骨、皮肤、唾液腺、甲状腺、睾丸等，分别表现为局部肿块、压迫、浸润或出血等症状。20%～30%患者出现发热、体重减轻、盗汗等全身症状。

1.浅表淋巴结增大或形成结节肿块

最常见的首发临床表现，占全部病例的60%～70%，尤以颈淋巴结增大最为常见（49.3%），其次为腋窝、腹股沟淋巴结（各占12.9%、12.7%）。肿块大小不等，常不对称、质实有弹性，多无压痛。低度恶性淋巴瘤时淋巴结增大多为分散无粘连、易活动的多个淋巴结而具有侵袭性或高度侵袭性的淋巴瘤。进展迅速者，淋巴结往往融合成团，有时与基底及皮肤粘连，并可能有局部软组织浸润压迫、水肿的表现。

2.体内深部淋巴结肿块

可因其发生在不同的部位而引起相应的浸润、压迫梗阻或组织破坏而致相应症状。例如纵隔、肺门淋巴结肿块可致胸闷、胸痛、呼吸困难、上腔静脉压迫综合征等临床表现。腹腔内（肠系膜淋巴结、腹膜后淋巴结）肿块可致腹痛腹块肠梗阻、输尿管梗阻、肾盂积液等表现。

3.结外淋巴组织的增生和肿块

结外淋巴组织增生或肿块因部位不同而引起相应症状。初诊时单纯表现为结外病灶而无表浅淋巴结增大者约占21.9%，结外病灶以咽淋巴环为最常见，表现为腭扁桃体增大或咽部肿块。胃肠道黏膜下淋巴组织可受侵犯引起腹痛、腹块、胃肠道梗阻、出血、穿孔等表现。肝受淋巴瘤侵犯可致肝大，发生黄疸。结外淋巴瘤还可侵犯眼眶致眼球突出单侧或双侧乳腺肿块，并可侵犯骨髓致贫血骨痛、骨质破坏甚至病理性骨折。颅内受侵犯时，可致头痛、视力障碍等颅内压增高症状，也可压迫末梢神经致神经麻痹，如面神经麻痹，还可以侵入椎管内，引起脊髓压迫症而致截瘫。有些类型的非霍奇金淋巴瘤特别是T细胞淋巴瘤易出现皮肤的浸润结节或肿瘤。蕈样霉菌病（规范词为蕈样肉芽肿）及Sezary综合征是特殊类型的皮肤T细胞淋巴瘤。还有一种类型的结外淋巴瘤，即结外NK/T细胞淋巴瘤鼻型，曾被称为致死性中线肉芽肿、血管中心性淋巴瘤，临床上最常见的首发部位为鼻腔，其次为腭部、鼻咽和扁桃体。

4.全身症状

NHL全身症状包括一般消耗性症状如贫血、消瘦、乏力，也可有特殊的症状（同霍奇金淋巴瘤，包括发热、盗汗及体重减轻）。但一般来说，NHL的全身症状不及HL多见，且多见于疾病的较晚期。实际上，在疾病晚期常见的发热、盗汗及体重下降，有时不易区分究竟是本病的临床表现，还是长期治疗（化疗放疗）的后果，或因晚期免疫功能受损而发生合并感染所致。

5.晚期症状

（1）淋巴结增大

淋巴结增大为典型症状，其特点是增大的淋巴结呈进行性、无痛性，质硬。多可推动，早期彼此不粘连，晚期则可融合。抗炎、抗结核治疗无效。浅表淋巴结以颈部为多见，其次为腋下及腹股沟。患者多先在颈部触摸到肿大的淋巴结，开始为单一肿大，随时间增加则数日增加。

（2）发热

发热类型不规则，多数患者在38～39℃，部分患者可呈持续高热，也可间歇低热，少数为周期热。

（3）消瘦

多数患者有体重减轻的表现。

（4）盗汗

患者夜间或入睡后出汗。

（5）胃肠道症状

有15%～25%的NHL患者出现胃肠道症状，临床表现有食欲缺乏、腹痛、腹泻、腹胀、肠梗阻和出血等。多数病变侵犯小肠，其中50%以上为回肠，其次为胃，结肠很少受累。原发性小肠肿瘤以非霍奇金淋巴瘤最多见，以吸收不良综合征或脂肪泻为主要临床表现。

（6）肝区疼痛

肝实质受侵可引起肝区疼痛，肝内弥漫浸润或肿大。

（7）骨骼疼痛

部分患者表现为局部骨骼疼痛症状。

6.并发症

NHL的并发症包括感染、发热、胸闷、胸痛、咳嗽、气短、吞咽困难、呼吸困难、腹绞痛、肠梗阻、黄疸、腹腔积液、肝硬化、肾盂积水、尿毒症、贫血、头痛、视力障碍等。

二、诊断

淋巴瘤的诊断应包括以下两点：①确定淋巴瘤的类型。②确定病变累及的部位和范围，以进一步确定临床分期，以便制订合理的治疗方案，判断预后。应当结合患者的临床表现、体格检查、实验室检查、影像学检查和病理学检查结果等进行诊断。

（一）临床表现

淋巴瘤的症状包括全身症状和局部症状。全身症状主要有不明原因的发热、盗汗、体重下降、皮肤瘙痒和乏力等。局部症状取决于不同的受侵部位，最常见的表现为无痛性、进行性的淋巴结肿大。

（二）体格检查

应特别注意全身浅表淋巴结及扁桃体肥大、肝脾大、皮肤病变、伴随体征和一般状态等。

（三）实验室检查

应完成的实验室检查包括血常规、肝肾功能、乳酸脱氢酶（LDH）、β_2微球蛋白、血沉、乙型和丙型肝炎病毒及HIV等病毒检测、骨髓穿刺细胞学和（或）活检等。存在中枢神经系统受侵危险的患者应进行腰椎穿刺，予以脑脊液常规和生化及细胞学等检查。NK/T细胞淋巴瘤患者，应进行外周血EB病毒DNA

滴度检测。

（四）影像学检查

常用的影像检查方法：计算机断层扫描（CT）、磁共振成像（MRI）、正电子发射体层成像（PET）、超声和内镜等。

1.CT

目前CT仍作为淋巴瘤分期、再分期、疗效评价和随诊的最常用影像学检查方法，对于无碘对比剂禁忌证的患者，应尽可能采用增强CT。

2.MRI

中枢神经系统、骨髓和肌肉部位的病变应首选MRI检查；肝、脾、肾、子宫等实质脏器病变可以选择或者首选MRI检查，尤其对于不宜行CT增强扫描者，或者作为CT发现可疑病变后的进一步检查。

3.PET

除惰性淋巴瘤外，PET推荐用于有条件患者的肿瘤分期与再分期、疗效监测、肿瘤残存及复发时的检查；PET对于疗效和病情预后预测好于其他方法，可以选择性使用。

4.超声

一般不用于淋巴瘤的分期。对于浅表淋巴结和浅表器官（如睾丸、乳腺）病变的诊断和治疗后随诊具有优势，可以常规使用；对于腹部、盆腔淋巴结可以选择性使用；对于肝、脾、肾、子宫等腹盆腔实质性器官的评估，可以作为CT和MRI的补充，尤其是不能进行CT增强扫描时。超声可用于引导穿刺活检，胸腔积液和腹水抽液及引流。

（五）病理学检查

病理学检查是淋巴瘤诊断的主要手段。病理学检查的组织样本应首选切除病变或切取部分病变组织。对于淋巴结病灶，应尽可能切除完整淋巴结。如病变位于浅表淋巴结，应尽量选择颈部、锁骨上和腋窝淋巴结。粗针穿刺仅用于无法有效和安全地获得切除或切取病变组织的患者。初次诊断时，最好是切除或切取病变组织，对于复发患者，如果无法获得切除或切取的病变组织标本，可以通过粗针或细针穿刺获取的病变组织进行诊断。

淋巴瘤的病理诊断需要综合应用形态学、免疫组织化学（IHC）、遗传学和分子生物学技术，以及流式细胞术等，尚无一种方法可以单独定义为"金标准"。

1.形态学

非常重要，不同类型的淋巴瘤具有特征性、诊断性的形态学特点。

2.IRC

可用于鉴别淋巴瘤细胞的免疫表型，如B或T/NK细胞、肿瘤细胞的分化及成熟程度等。通过组合相关的IHC标志物，进行不同病理亚型的鉴别诊断。

3.荧光原位杂交技术（FISH）

可以发现特异的染色体断裂、易位或扩增等，辅助诊断与特异性染色体异常相关的淋巴瘤，如Burkitt淋巴瘤相关的t（8；14）易位、滤泡性淋巴瘤相关的t（14；18）易位，以及套细胞淋巴瘤相关的t（11；14）易位等。

4.淋巴细胞抗原受体基因重排技术

淋巴细胞受体基因单克隆性重排是淋巴瘤细胞的主要特征，可用于协助鉴别淋巴细胞增生的单克隆性与多克隆性，以及无法通过IRC诊断的淋巴瘤，是对形态学和IRC检查的重要补充。

5.原位杂交

如EB病毒编码小RNA（EBER）检测等。

6.流式细胞技术

对于发现新鲜组织、血液、骨髓或其他体液中的肿瘤细胞克隆有帮助，是其他病理学诊断方法的补充。

7.注意事项

对病理检查结果要注意以下几点：

（1）有少数患者，具有恶性淋巴瘤特点的周身浅表淋巴结肿大，虽数次取活检为反应性增生，仍应多部位反复取淋巴结活检，如仍无阳性结果，应严密观察，定期复查，这些患者多数最终成为恶性淋巴瘤。

（2）对于仅有纵隔淋巴结肿大的患者，有些医师只根据"临床诊断"而采用"诊断性治疗"，其结果反而更为混乱。因为结节病、胸腺肿瘤、恶性淋巴瘤等几种引起纵隔淋巴结肿大的疾病（除结核外），使用化疗、放疗均可缩小，无法区别是哪一种疾病。治疗后再取活检，则因纤维组织、细胞变性或坏死等改变了原来的形态，使诊断更为困难。因此，一定要在治疗前尽可能取活检，以免误诊、误治。

（3）如果患者有食欲缺乏、上腹胀痛等不适，上消化道造影示胃黏膜粗大，或呈息肉状，或充盈缺损、呈肿块状等，应常规胃镜检查、取活检为阴性者，更应想到恶性淋巴瘤的可能。再次胃镜检查，要深取、大切，才能得到阳性结果。

（4）针吸穿刺活检对诊断恶性淋巴瘤有一定的局限性。因取到的组织细胞太少，不易定性（或勉强可以定性），也多不能分型。如HL，不易找到R–S细胞或观察背景；对NHL，不易观察肿瘤对淋巴结的破坏及肿瘤细胞的情况。

HL的病理诊断需要典型的R–S细胞和炎性背景环境，缺乏R–S细胞时很少做出霍奇金淋巴瘤的诊断。少数患者发现位于裂隙样空间内的多核巨细胞并伴随结节硬化型出现，系R–S细胞的变异型。单个核的变异型也可见于病理活检的切片中，虽然也是瘤细胞，但不能作为诊断的依据。发现R–S细胞也不能肯定诊断为霍奇金淋巴瘤。传染性单核细胞增多症等病变中也可见到与R–S细胞无法区别或非常相似的细胞。因此，炎性背景的特点对于霍奇金淋巴瘤的诊断来说与R–S细胞同样重要。这种背景细胞是由反应性淋巴细胞、良性组织细胞、浆细胞和嗜酸细胞等混合的良性细胞所组成。

值得注意的是，确定分期的检查应在给予治疗前进行，因为分期的结果对于治疗方案的选择起着指导作用。

第二节　治疗原则

恶性淋巴瘤（ML）的合理治疗，应根据原发部位、病理类型、临床分期、初治还是复发、机体状态及重要脏器功能等酌情采用综合治疗，包括外科手术、放射治疗、化学治疗、全身或局部热疗、生物反应调节剂、中医中药等手段，适时采用一个或数个手段同时或序贯使用。外科手术一般用于探查、取活组织病检、解除肠梗阻等，而非该病的主要治疗手段。其中，放射治疗有重要地位，是综合治疗的重要组成部分，某些情况下可以单纯放疗。对于早期即Ⅰ～Ⅱ期滤泡性淋巴瘤、Ⅰ期的黏膜相关淋巴瘤、Ⅱ期霍奇金淋巴瘤、Ⅰ～Ⅱ期鼻腔NK/T细胞淋巴瘤、蕈样霉菌病和早期原发皮肤型间变大细胞淋巴瘤，放射治疗具有根治作用。对于拒绝化疗或有化疗禁忌的患者，也可以选择放射治疗。此外，放射治疗还是晚期恶性淋巴瘤患者重要的姑息治疗手段，可以缓解临床症状，如减轻疼痛和压迫等。

恶性淋巴瘤的综合治疗策略是：第一阶段是最大限度地降低肿瘤负荷；第二阶段是将重点转移到骨髓和免疫功能的重建；第三阶段是再一次强化治疗使肿瘤残存细胞降到最少；第四阶段为提高免疫功能使病情巩固。近年来，采用合理、有计划的综合治疗，HL60%～80%可得治愈，NHL50%以上可以长期缓解。在制订治疗方案时应考虑以下因素。

（1）病理分类

病理分类非常重要，因HL多侵及淋巴结区，且有侵及邻近淋巴结区的特点，而NHL侵及结内、结外均常见，且有跳跃性侵犯的生物学行为，此与治疗计划的安排关系密切。

（2）临床分期

通过询问病史、体格检查及其他辅助检查［如X射线、腹部B超、必要时CT检查（或MRI）、骨髓穿刺］，甚至开腹检查准确分期及行脾切除，同时检查重要脏器功能状态等，尽量做到分期准确。分期早晚不但提示预后，且是制订治疗方案的重要依据。

（3）首程治疗

选择合理的方案，尽可能达到完全缓解（CR），因为CR是延长无病生存期的关键，因此首程治疗应予重视。

（4）巩固治疗要足够

巩固治疗要足够：在诱导治疗及序贯治疗达到完全缓解，需有巩固治疗，因完全缓解时，体内尚残存10⁷'以下的肿瘤细胞，如果不予巩固治疗，必致复发，一般巩固化疗不得少于3个周期，当今观点，不做维持治疗。

（5）合理应用各种治疗手段

如很早期的ML，局部放疗可能治愈，而病期晚且有播散的ML，则以化疗为主，必要时辅以局部姑息放疗。

一、霍奇金淋巴瘤治疗原则

HL的治疗原则经历了逐步演变的过程，从20世纪70年代开始，高能X射线得到广泛应用，现代放射治疗技术成为早期HL有效的治疗方法，HL的死亡率开始下降。最近10~15年，为了减少治疗引起的远期并发症，开展了早期HL综合治疗的随机研究。晚期（Ⅲ/Ⅳ期）HL的治疗以化疗为主，放疗主要应用于化疗前大肿块或化疗后残存肿瘤的治疗。由于HL是可以治愈的恶性肿瘤，研究重点在于不增加疾病死亡率的前提下，降低治疗引起的并发症。这些研究包括单纯放疗时减少放疗剂量和照射靶区，综合治疗时理想的放疗剂量，寻找疗程短和不良反应小的化疗方案或单纯化疗。ABVD是临床各期HL的标准化疗方案。

二、非霍奇金淋巴瘤治疗原则

尽管对NHL的治疗方案很多，但目前世界上主要采用CHOP方案，它可治愈30%的晚期中度到高度恶性NHL。CHOP方案仍然是现有的治疗晚期中度恶性到高度恶性NHL的标准方案。

三、疗效判定标准

（一）完全缓解（CR）

肿瘤完全消失达1个月以上。

（二）部分缓解（PR）

肿瘤两个最大直径的乘积缩小50%以上，其他病灶无增大，并且维持一个月以上。

（三）无变化（NC）

肿瘤两个最大直径的乘积缩小不足50%，或大小无明显变化。

（四）恶化（PD）

肿瘤增大超过25%或有新的转移灶出现。

第三节 治疗方案

一、化学治疗

（一）霍奇金淋巴瘤（HL）

化学治疗是淋巴瘤的主要治疗手段，但化疗药物众多，方案亦是变化万千，临床医生有时感到莫衷一是，难以抉择，尤其是非霍奇金淋巴瘤化疗方案的合理选择。

1.ABVD方案

Doxorubicin 25mg/m^2，第1、15天；

Bleomycin 10mg/m^2，第1、15天；

Vinblastine 6mg/m^2，第1、15天；

Dacarbazine 375mg/m^2，第1、15天。

每4周重复。

ABVD方案为霍奇金淋巴瘤的一线方案，目前已经替代MOPP方案成为治疗霍奇金淋巴瘤的首选化疗方案。

由于维持治疗不延长生存期，而且增加化疗毒性并抑制免疫功能，故一般霍奇金淋巴瘤ABVD化疗方案在使患者病情缓解后巩固2个疗程（不少于6个疗程）即结束治疗；若ABVD化疗方案失败，可考虑使用大剂量化疗联合自体造血干细胞移植解救。

该方案主要不良反应有心脏损害、肺纤维化等。

2.MOPP方案

Mechlorethamine 6mg/m^2，第1天；

Vincristine 1.4mg/m^2（最大剂量2mg），第1天；

Procarbazine 100mg/m^2，po，第1～7天；

Prednisone 40mg/m², po, 第1～14天。

据统计, 使用MOPP方案治疗霍奇金淋巴瘤完全缓解率 (CR) 达50%, 5年生存率可达75%。但是使用该化疗方案治疗霍奇金淋巴瘤延续3个月以上的患者第二种肿瘤发生率可达3%～5%, 不孕率高达50%, 可导致霍奇金淋巴瘤患者患急性非淋巴细胞白血病等第二肿瘤。目前, 该方案已被ABVD所代替。

3.其他一线方案

（1）MOPP/ABV交替方案

MOPP:

Mechlorethamine 6mg/m², 第1天;

Vincristine 1.4mg/m² (最大剂量2mg) , 1天;

Procarbazine 100mg/m², po, 第1～7天;

Prednisone 40mg/m², po, 第1～14天。

ABV:

Doxorubicin 35mg/m², 第8天;

Bleomycin 10mg/m², 第8天;

Vinblastine 6mg/m², 第8天。

每4周重复。

在欧美国家, ABVD仍是局限期伴大包块或进展期CHL的一线标准推荐方案。关于ABVD与MOPP、MOPP/ABV交替方案的直接对比研究已经证实ABVD在疗效 (5年 FFS 63%, 5年 OS 81%) 和毒性反应方面均优于MOPP或MOPP/ABV交替方案。因此, MOPP或MOPP/ABV目前临床一线治疗已不再推荐使用。

（2）BEACOPP和Escalated–BEACOPP（BEACOPP剂量增强方案）

Bleomycin 10mg/m², 第8天;

Etoposide 100 (200+) mg/m², 第1～3天;

Doxorubicin 25 (35+) mg/m², 第1天;

Cyclophosphamide 650 (1250*) mg/m², 第1天;

Vincristine 1.4mg/m², 第8天;

Procarbazine 100mg/m², po, 第1～7天;

Prednisone 40mg/m², po, 第1～14天。

每3周重复, 剂量增强方案 (*为增强方案剂量) 需要G-CSF支持。

（3）Stanford Ⅴ方案

Doxorubicin 25mg/m^2，第1、15天；

Vinblastine 6mg/m^2，第1、15天；

Mechlorethamine 6mg/m^2，第1天；

Vincristine 1.4mg/m^2（最大剂量2mg），第8、22天；

Bleomycin 5U/m^2，第8、22天；

Etoposide 60mg/m^2，第15、16天；

Prednisone 40mg/m^2，po，每隔1天。

4周重复，共3个疗程。＞50岁患者在第3个疗程内剂量分别降到4mg/m^2（VLB）和1mg/m^2（VCR）；泼尼松，第10周起每隔1日渐少10mg；同时加巩固放疗。

Stanford Ⅴ方案是一种短疗程（12周）方案。可联合受累野放疗（≥5cm包块）。

（二）非霍奇金淋巴瘤（NHL）

1.惰性淋巴瘤

惰性淋巴瘤的化疗可选择单药化疗或联合化疗。

（1）单药化疗

①烷化剂：可选择烷化剂如苯丁酸氮芥、环磷酰胺等药物，有效后可停药观察。此类药物20世纪50年代即应用于临床，代表药物为苯丁酸氮芥及环磷酰胺。烷化剂对进展期的CLL有肯定的效果，但完全缓解率低，并不能延长患者的生存期。在2007年NCCN的治疗指南中对于年老或体弱者将苯丁酸氮芥及环磷酰胺推荐为一线治疗方案，常用剂量为苯丁酸氮芥4~6mg/d，口服，2~3周1个疗程；有效后可停药观察。高剂量苯丁酸氮芥15mg/d，直到完全反应，维持量5~15mg，每周2次。环磷酰胺：每日150~200mg，口服，5~7日1个疗程；有效后可停药观察。

②核苷类似物：如氟达拉滨（氟阿糖腺苷，fludarabine,2-F-Ara-A）及22氟去氧腺苷（cladribine，22CDA）等药物。另一种腺苷类似物去氧助间型霉素（DCF），是腺苷脱氨酶的抑制药，治疗CLL的疗效远不如氟达拉滨及22氟去氧腺苷，主要用于多毛细胞白血病的治疗。20世纪80年代后应用于临床的有氟达拉

滨及22氟去氧腺苷等；均为去氧腺苷的卤化物，能抵抗腺苷脱氨酶的降解作用，在体内先后转化为2-F-Ara-AMP→2-F-Ara-ADP→2-F-Ara-A ATP及cd AMP→cd ADP→cd ATP。此类药物具有在淋巴细胞内积聚的特性，故淋巴细胞为其靶细胞。磷酸化的衍生物通过诱导细胞凋亡发挥疗效：A.抑制DNA连接酶、DMA起始酶、DNA和RNA聚酶及核糖核苷酸还原酶；B.作为类似物掺入DNA、RNA，影响其合成及功能；C.自发形成的DNA断裂修复受抑。

目前临床应用较多的药物为氟达拉滨，其标准用法为25～30mg/（m²·d），静脉滴注，30分钟内，共用3～5日，每个月1个疗程；用于初治慢性淋巴细胞白血病患者的CR率为38%，PR率为60%，中位缓解期为31个月，疗效优于以往的化疗药物。但如患者用2个疗程仍未达PR者，则预后不佳，即使更换其他药物也难以缓解。氟达拉滨的主要不良反应有：骨髓抑制和免疫抑制，应用后易并发各种条件致病菌感染，部分患者可并发自身免疫性溶血性贫血（AIHA）、免疫性血小板减少性紫癜（ITP）、单纯红细胞性再生障碍性贫血（PRAA）；神经毒性及肿瘤溶解综合征等也有报道，遇此情况应减量应用。

另一种腺苷类似物去氧助间型霉素（DCF），是腺苷脱氨酶的抑制药，治疗CLL的疗效远不如氟达拉滨及22氟去氧腺苷，主要用于多毛细胞白血病的治疗。

（2）联合化疗：包括不同化疗药物之间的联合、化疗药物联合免疫制剂等，主要有氟达拉滨加环磷酰胺（FC）、氟达拉滨加米托蒽醌（FN）、氟达拉滨加苯丁酸氮芥，以及CVP方案（CTX＋VCR＋泼尼松）或CHOP方案（CTX＋ADM＋VCR＋泼尼松）等。MD安德森肿瘤中心在49例新诊断的惰性淋巴瘤患者中将FMD方案作为一线治疗进行评价，患者可以取得80%的完全缓解率和18%的部分缓解率。在治疗的第3、6、12个月时，主要分子生物学缓解率分别是57%、74%和65%。而CHOP方案在滤泡性淋巴瘤中则很少取得分子水平的完全缓解。故现在FMD常作为惰性淋巴瘤的一线方案。

对于CD₂₀阳性者，2007年NCCN推荐的一线治疗方案为CHOP、CVP、FND联合利妥昔单抗。利妥昔单抗与FMD方案中的氟达拉滨具有协同作用，MD安德森肿瘤中心进行了一项Ⅳ期小淋巴细胞性淋巴瘤和滤泡性淋巴瘤患者接受利妥昔单抗与FMD方案的联合用药（FMD-R）的研究，通过定期进行PCR检测评估分子水平的治疗反应，结果显示，患者在治疗后12个月时其主要分子生物学缓解率89%，3年无失败生存率在FMD-R组患者是76%。故而MD安德森肿瘤中心的学者得出结论在

FMD方案中加入利妥昔可以进一步提高患者的疗效。

（3）难治复发者化疗：可选择FMD等方案化疗，FMD方案是惰性淋巴瘤治疗的一个里程碑。如果常规化疗效果不佳，可选择侵袭性淋巴瘤的高剂量化疗方案，例如：CHOP、ESAHP、ICE、Hyper-CVAD（详见侵袭性淋巴瘤）。

2.侵袭性淋巴瘤

根据不同的病理类型选择相应的化疗方案。

（1）初治患者：如患者为DLBCL，则NCCN指南中推荐的一线化疗方案为RCHOP，剂量密度的RCHOP14（3类推荐），R-EPOCH（2B类推荐）。这些方案中均含有阿霉素，故在应用前应对心脏的功能进行适当的评价，如患者没有明显心功能不全的证据，可以考虑选择CHOP、EPOCH等方案，但应用时密切注意阿霉素的用量和毒性。研究发现当阿霉素的累积量为400mg/m^{2}时，心肌病发生率为3.5%；550mg/m^{2}时为11%；剂量超过700mg/m^2，则为15%。因此，阿霉素的累积量应在450～550mg/m^2。而如果与VCR、BLM、CTX联用或心脏/纵隔区域同时或曾经接受过放疗，则阿霉素的累积量应减至300～450mg/m^2。吡柔比星（吡喃阿霉素）的急性心肌毒性低于阿霉素，主要表现为心电图的非特异性改变，建议的累积量为1000mg/m^2。米托蒽醌也是常见的蒽环类药物，当累积量＞110mg/m^{2}时可出现心电图异常，达160mg/m^{2}则发生率急速升高，一般累积量140mg/m^{2}时心脏毒性的发生率为2.6%。

铂类制剂如卡铂、顺铂或奥沙利铂也有一定疗效，已有含铂类制剂的方案（DHAP、DICE、奥沙利铂单药或与阿糖胞苷、地塞米松联合）用于二线治疗的报道，方案包括DHAP、ESHAP、GDP、ICE、miniBEAM和MINE等方案。

多数侵袭性淋巴瘤对CHOP方案敏感，但Burkitt淋巴瘤和淋巴母细胞淋巴瘤在NCCN的指南中一线方案则不是CHOP方案。

对于低危的Burkitt淋巴瘤指南推荐的联合化疗方案为CODOX-M和HyperC-VAD，高危组NCCN推荐的方案为CODOX-M/IVAC和HyperCVAD，如患者复发则选择自体干细胞移植。CHOP对此病的疗效欠佳。

淋巴母细胞淋巴瘤患者的治疗则推荐选用CALGBALL方案，阿糖胞苷联合大剂量米托蒽醌、HyperCVAD等方案。

对于T细胞淋巴瘤，各种方案效果欠佳，如有临床试验，则可作为首选；如无临床试验，则推荐选用强烈化疗，如CHOP、EPOCH、HyperCVAD/MTX-

Ara-C；二线治疗方案包括DHAP、ESHAP、ICE、MINE、miniBEAM等。二线治疗中也可选择部分姑息性治疗方案如GDP。

MINE 方案中的主要药物为异环磷酰胺 $1500mg/m^2$ 静脉注射（1 小时滴注）第 1 ～ 3 日；米托蒽醌 $10mg/m^2$ 静脉注射（15 分钟滴注）第 1 日；依托泊苷 $80mg/m^2$ 静脉注射（30 分钟滴注）第 1 ～ 3 日，在应用时需用 Mesna 保护，以预防出血性膀胱炎的发生。DHAP方案中包含地塞米松 $40mg/m^2$ 静脉注射第 1 ～ 4 日；阿糖胞苷 $2000mg/m^2$，每天 2 次，静脉注射，第 2 日；顺铂 $100mg/m^2$ 静脉注射第 1 日，每 3 ～ 4 周重复，应用时应注意水化、碱化，防止肾衰竭的发生。EP 方案包括 VP_{16} 100mg 第 1 ～ 5 日；DDP 40mg 第 1 ～ 3 日或 20mg 第 1 ～ 5 日，其中顺铂也需要水化碱化。

（2）难治复发者的解救方案：在难治复发的患者可选择ICE（异环磷酰胺、卡铂、依托泊苷），DHAP（地塞米松、卡铂、高剂量阿糖胞苷），ESHAP（依托泊苷、甲泼尼龙、高剂量阿糖胞苷和顺铂）等方案进行解救治疗。其他方案如pro-MACE/MOPP、proMACE/CytaBOM、COP-BLAM-Ⅲ、HOAP-BLEO、MIME、HyperCVAD/MTX-Ara-C等解救方案也可选择。

（3）移植前使用的挽救化疗方案：包括ICE（异环磷酰胺、卡铂、依托泊苷），DHAP（地塞米松、卡铂、高剂量阿糖胞苷），ESHAP（依托泊苷、甲泼尼龙、高剂量阿糖胞苷和顺铂）。研究表明某些晚期复发的患者如果能够获得第二次CR，用初始的治疗方案仍可以取得较好的疗效。对诱导失败和早期复发患者应使用未曾用过的药物，加大剂量并联合干细胞挽救。可参考早先已评估的某些方案，包括：Mini-BEAM、MINE、VIM-D和EVA。研究表明有微小残留病的患者，复发时在使用大剂量化疗联合干细胞挽救以前虽不需要特殊的处理，但在最小肿瘤负荷状态下进行移植，可获得较好的疗效。此外，挽救化疗可作为药物敏感性的一个测试，并有利于干细胞的采集。

二、放射治疗

放射治疗对恶性淋巴瘤的治疗起着非常重要的作用。在20世纪初放射治疗首先开始应用于恶性淋巴瘤的治疗，根治量的放疗显著延长了患者生存期，使治愈恶性淋巴瘤成为可能。随着患者生存期的延长，人们对放疗后的远期毒性和第二肿瘤的认识越来越多，因此化疗在恶性淋巴瘤治疗中的地位逐渐提高，化疗、放疗综合治疗手段得到广泛应用。但是对于部分恶性淋巴瘤，放射治疗仍然是主要的治疗手段，如早期滤泡性淋巴瘤、蕈样霉菌病、早期原发皮肤型间变大细胞淋巴瘤、部分黏膜相关淋巴瘤，以及不能化疗的早期霍奇金淋巴瘤等。而对于某些恶性淋巴瘤，放射治疗仍然是不可或缺的部分，如早期NK/T细胞淋巴瘤。对于高度侵袭性淋巴瘤，放射治疗在控制局部病灶方面仍有化疗不可比拟的优势。当然放疗也可作为晚期患者姑息治疗的手段。随着放疗技术的进步，放疗的精确度大幅提高，同时与化疗联合后放疗剂量也有所下降，更好地保护了正常组织，从而使放疗的不良反应明显减小。

（一）放射野的概念

恶性淋巴瘤的放射野设计，应遵循恶性肿瘤靶区设置的一般原则，即包括肿瘤和亚临床病灶，同时考虑摆位误差和呼吸等因素，也要考虑淋巴瘤侵袭性强的特点。因此，受累野照射时不仅应包括受累淋巴结，也应包括整个受累淋巴区；扩大野照射时还需包括可能存在亚临床病灶的相邻淋巴区，以减少复发率。

1.受累野

不仅包括淋巴瘤侵及的肿大淋巴结，还应完整包括该淋巴引流区域。例如纵隔受侵时，纵隔和两侧肺门应作为一个整体，均包括在照射野内。此外，颈部或腹股沟淋巴结受累时，同侧颈部和锁骨上淋巴结或同侧腹股沟和股管淋巴结，均应作为一个淋巴结区进行照射。

2.扩大野

其照射是单纯放疗的基本原则，特别是早期霍奇金淋巴瘤。扩大野照射即受累野＋相邻淋巴结区放疗（可能有临床病灶）。例如霍奇金淋巴瘤侵犯双颈部，照此原则照射时，经典照射野为斗篷野照射，类似的还有锄形野、盆腔野等，须根据不同情况灵活应用。目前，由于对单纯放射治疗远期不良反应和放疗后第二肿瘤认识的加深，以及化疗＋受累野照射综合治疗方法的广泛应用，已很少对淋巴瘤患者首选进行扩大野照射治疗了。

（二）霍奇金淋巴瘤

霍奇金淋巴瘤目前主要分为两大类：结节性淋巴细胞为主型霍奇金淋巴瘤和经典型霍奇金淋巴瘤。其中结节性淋巴细胞为主型就诊时多为早期，仅5%～

20%为Ⅲ～Ⅳ期，且80%～90%的病例经过治疗可达完全缓解，并能存活10年以上。经典型HL又可分为淋巴细胞为主型（LP）、混合细胞型（MC）、结节硬化型（NS）、淋巴细胞削减型（LD）4种亚型。结节性淋巴细胞为主型HL和经典型HL的放射治疗的原则类似，主要依据临床分期即早期（Ⅰ～Ⅱ期）或进展期（Ⅲ～Ⅳ期），以及是否具有不良预后因素决定。

1.早期HL的放射治疗

即临床Ⅰ～Ⅱ期，预后因素不同研究组略有不同，常常是数值上有一些区别，基本项目相似。

（1）预后好的早期HL：首选综合治疗，先采用ABVD等一线联合化疗方案治疗2～4个周期，然后行受累野照射（20～30Gy），未达CR的患者可适当提高照射剂量10Gy左右。早期结节性淋巴细胞为主型HL可以采用单纯受累野照射。

（2）预后不好的早期HL：首选综合治疗，采用ABVD等一线联合化疗方案治疗4～6个周期，然后行受累野照射（30～36Gy）。同样，未达CR的患者可适当提高照射剂量。

此外，如果是具有化疗禁忌的患者或患者拒绝化疗，则可以采用单纯放疗的方法，进行扩大野照射，扩大区DT30～36Gy，受累区DT36～44Gy。

2.进展期HL的放射治疗

预后因素与早期有差异，可采用IPS（国际预后评分）来判断预后因素，包括白蛋白<4g/dl，血红蛋白<10.5g/dl，男性，年龄≥45岁，临床分期Ⅳ期，白细胞增多（白细胞计数>15×10⁹/L）。淋巴细胞减少[淋巴细胞比例占白细胞总数低于8%和（或）淋巴细胞低于600/mm³]。

对于进展期HL的患者，采用综合治疗的原则，放射治疗主要作为化疗的补充，放射治疗一般进行受累野照射，主要针对治疗前有大肿块的区域，以及化疗后的残留病灶，尤其是PET阳性者，剂量为30～40Gy。而对于放疗后的明显残留，可适当提高放疗剂量。

3.难治复发HL的放疗

（1）挽救性放疗：适合于化疗后未放疗，局限性复发的患者，可按根治剂量挽救性放疗。

（2）化疗后的补充治疗：二线化疗方案化疗后行受累野放疗，但要考虑到既往放疗的情况，避免重要器官超量。

4.姑息性放疗

主要目的是缓解临床症状，减轻痛苦，因此没有标准方案与剂量，根据患者病变部位和具体病情而有所差异。但一般不超过40～50Gy。

（三）原发于结内的非霍奇金淋巴瘤

总的来说，非霍奇金淋巴瘤的恶性程度高于霍奇金淋巴瘤，基于形态学和免疫表型特点的病理分型达几十种，且同样细胞类型淋巴瘤发生于不同部位，其行为特征差异较大，如边缘区B细胞淋巴瘤结外与结内、间变型大细胞皮肤型与系统型、NK/T细胞鼻型与非鼻型等，因此治疗原则变化较大。目前在讨论NHL放疗时往往根据具体病理类型、发生部位、临床分期和患者情况等因素综合考虑，制订治疗方案。通常将常见的十几种亚型，根据恶性程度的高低归为三类：惰性淋巴瘤、侵袭性淋巴瘤和高度侵袭性淋巴瘤。

1.惰性淋巴瘤

常见的惰性淋巴瘤包括WHO分类中Ⅰ～Ⅱ级滤泡性淋巴瘤（FL）、小B细胞淋巴瘤/慢性淋巴细胞性白血病（CLL）、蕈样霉菌病（MF）、边缘区淋巴瘤等。其中临床Ⅰ～Ⅱ期的滤泡性淋巴瘤，某些部位的早期MALT淋巴瘤和早期皮肤蕈样霉菌病均适合放疗。

2.侵袭性淋巴瘤

常见的亚型有WHO分级为Ⅲ级的滤泡性淋巴瘤、弥漫性大B细胞淋巴瘤、套细胞淋巴瘤、外周T细胞淋巴瘤等。

3.高度侵袭性淋巴瘤

高度侵袭性淋巴瘤主要是指Burkitt淋巴瘤、淋巴母细胞性淋巴瘤等。高度侵袭性淋巴瘤由于恶性程度高，即使是早期病变，仍以全身化疗为主，包括高剂量化疗和造血干细胞移植。单纯放射治疗难以达到根治的目的，因此只作为其他治疗后的补充，针对治疗前大肿块或残留病灶及造血干细胞移植前预处理方案中的全淋巴区照射或全身照射。如果有脑膜侵犯的患者，也可考虑全脑全脊髓照射。

（四）特殊照射技术

1.全身电子线照射

全身电子线照射是利用电子线的物理学特性治疗全身表浅的恶性肿瘤的特殊

照射技术，主要适应证为全身广泛侵犯的皮肤MF等。但是由于MF本身发病率较低，能够进行全身电子线照射治疗的单位较少。其照射方法分为双机架角多野照射法、单野远距离照射法、旋转机架弧形治疗、自体旋转法。由于双机架角多野照射法具有剂量率较高、治疗空间要求较小及简便易行等特点，易于在一般医用加速器上建立。所要求的电子线能量为4～6MeV，通过准直器后以一块适当厚度有机玻璃板发散，并降低电子线能量。人站于一可自动旋转台上，环身体纵轴每60°一个照射野，并分上下半身分别照射；每日照射上下半身各三野，每野间隔120°，第2日交替；8～10周给予总剂量30～36Gy，铅眼罩保护角膜及晶体。由于头顶、足底及会阴部皮肤照射剂量较低，放疗完成后头顶、足底及会阴部补充照射15～20Gy。全身电子线照射的不良反应主要为皮肤干燥、脱屑、脱发等，但多数可以耐受。

2.全淋巴区照射和全身照射（TBI）

全淋巴区照射和全身照射主要应用于自体或异体造血干细胞移植预处理中，总剂量在6～10Gy，分2～4次完成。但是由于毒性反应较大，目前已经较少应用。解放军307医院淋巴瘤科采用此法联合自体干细胞移植治疗40例中晚期非霍奇金淋巴瘤，1年、3年、5年生存率分别为75%、57%、30%。

（五）临床放疗新技术

1.三维适形放疗（3D-CRT）

通过CT模拟定位系统、三维立体治疗计划系统、激光定位系统三者通过网络连接起来，使得放疗医师在定位时可以准确勾画出肿瘤范围及与周围正常组织之间的关系，在放疗时使各野的处方剂量的空间分布与靶区投影形状一致，但各照射野内射束通量强度均匀，以尽量减少靶区周围正常组织所受剂量的放疗技术。

2.调强放疗（IMRT）

IMRT是在传统3D-CRT技术的基础上，针对靶区三维形状以及可能危及的重要器官与靶区的相对解剖关系，对各野束流通量强度进行优化，使得单个照射野内剂量分布不均，但整个靶区体积内剂量分布更均匀，重要器官的受照剂量更低的放疗技术。

3.图像引导放疗（IGRT）

指在分次治疗摆位时和治疗中采集放疗区图像和信号，利用这些图像和信号，引导此次治疗和后续分次治疗的技术。IGRT可以使得由于摆位误差和器官运动造成的靶区剂量误差降到更低。近年来国外研制出Cyber-knife和Tomoterapy等新型放疗系统，可以按照事先治疗计划系统制作的精确放疗计划进行放疗，有的能进行实时放射野准确性的验证，确保放疗计划的正确执行，使得放射治疗达到了更高的水平。

三、生物学治疗

淋巴瘤治疗中常用的方法是化疗、放疗，即通过电离辐射或化疗药物来杀伤肿瘤，在这同时可能对人体的正常组织造成损伤，因而很多患者不能耐受其不良反应而减少药物的用量或停止用药而影响疗效；部分患者在化疗过程中也会出现复发和耐药。在这种情况下，生物治疗因其只针对肿瘤细胞进行特异性治疗，对正常组织损伤较小，逐渐成为一种全新的有希望的治疗模式。

目前针对淋巴瘤的生物治疗有了很多的进展和突破，其中最重要的进展是单克隆抗体的应用，利妥昔单抗已广泛用于表达CD_{20}的NHL患者，并取得了较好的疗效；阿伦单抗用于低度恶性NHL的临床研究正在进行，这些单抗的应用开拓了肿瘤治疗的一个新领域。在肿瘤治疗中的一些其他免疫治疗方法如独特型肿瘤疫苗、过继免疫治疗、反义寡聚核苷酸、免疫调节剂等方法也在研究中，有些已开始进行Ⅱ期和Ⅲ期的临床试验，希望能在不久的将来应用于临床。

（一）单克隆抗体

在生物治疗中，利妥昔单抗是淋巴瘤治疗中的一个里程碑，开创了一种肿瘤治疗的新方法。

1.利妥昔单抗（Rituximab，抗CD_{20}单克隆抗体）

利妥昔单抗是基因工程研制的人、鼠嵌合型抗CD_{20}单克隆抗体，美国于1998年通过FDA批准用于复发低度恶性或滤泡型淋巴瘤治疗。CD_{20}表达于正常的成熟B细胞和部分肿瘤细胞表面，不表达于造血干细胞、浆细胞和其他造血细胞，且有超过90%的B细胞淋巴瘤表达CD_{20}，因而利妥昔单抗可结合到存在CD_{20}抗原的肿瘤细胞表面，选择性消灭肿瘤细胞，用于治疗CD_{20}阳性淋巴瘤。目前美国NCCN已经把利妥昔单抗作为部分B细胞淋巴瘤的一线治疗方法。

（1）惰性B细胞非霍奇金淋巴瘤（惰性B-NHL）

利妥昔单抗可单独应用，用法为$375mg/m^2$，可每周1次，4周为1个疗程；也可与任何一种化疗方案（FCM、CVP、CHOP、FMD）联合应用，每个月一次，共6~8次。研究发现加用利妥昔单抗可使患者ORR、CR增加，TTP延长。

（2）弥漫大B细胞淋巴瘤

多个临床试验提示利妥昔单抗与CHOP方案联合应用能提高患者的ORR、CR，延长TTP，且能提高患者的总体生存率（OS）。

（3）维持治疗

研究证明使用标准方案CVP或CHOP化疗后应在FCM-R诱导化疗后应用利妥昔单抗维持治疗（每周$375mg/m^2$，连用4周，持续3~9个周期）与单用FCM-R相比疗效更好，能明显地改善无疾病进展期和总生存期。

2.新的CD_{20}的单克隆抗体

目前有几种新的抗CD_{20}的单克隆抗体正在进行临床前期及临床期的药物评价。这些药物被分为两大类：

（1）比利妥昔单抗对$Fc\gamma R \text{Ⅲ} a$亲和力更强的抗CD_{20}的单克隆抗体。

（2）具有低免疫源性（人源化）的抗CD_{20}的单克隆抗体。

（二）放射免疫治疗

放射免疫治疗是以单克隆抗体为载体，以放射性核素为弹头，通过抗体特异性结合抗原表达阳性的肿瘤细胞，将产生β或α射线的放射性核素靶向到肿瘤细胞，并与肿瘤细胞特异性结合，实现对肿瘤的近距离内照射治疗，肿瘤局部比其他正常组织剂量高，起到对肿瘤的杀伤作用而减小对正常组织损伤。淋巴瘤组织对放射治疗敏感，故放射免疫治疗（RIT）已成为B细胞恶性肿瘤的患者广泛接受的治疗方法。放射性核素根据β射线（也有用γ射线）的最大能量、半衰期、体内分布、代谢及毒性来选择，可用于治疗的核素有以下几种：^{131}I、^{90}Y、^{111}In、^{125}I、^{99m}Tc、^{212}Bi、^{153}Sm、^{177}Lu、^{211}At、^{32}P、^{186}Re、^{67}Cu。目前临床使用最多、最成功的载体是抗CD_{20}抗体。

生物免疫学治疗已初见成效。除利妥昔单抗在治疗B细胞来源的NHL已获得肯定且明显的疗效外，其他细胞因子如INF、IL-2、MABCAMPATH（Campath-1H）、ZEVAL-IN、BAXTER、过继性细胞免疫治疗、肿瘤疫苗及基因治疗已开始用于恶性淋巴瘤临床治疗，并取得不同程度疗效，这是未来提高恶性淋巴瘤治疗水平的重要研究方向。随着WHO新的分类的应用与研究深入，即将进入新的恶性淋巴瘤分子病理诊断和分子靶向治疗的时代。

　　恶性淋巴瘤的治疗已取得长足进步。其治疗正在从非特异性的细胞毒性放疗或化疗向更加特异性的治疗转变，WHO分类以病理学为基础，对认识不同类型淋巴瘤的疾病特征、制订合理的治疗方案具有重要的意义。随着遗传学和生物学新技术的发展，基于基因组学和蛋白组学的分型将有助于发展针对疾病特异性，甚至患者特异性的个休化治疗策略。DNA微阵列分析不仅可以区别不同预后的疾病亚型，而且可根据疾病亚型施以不同的治疗。抗体特异性为减少非特异细胞毒性，提高化学免疫疗效提供了治疗的靶向，更多的基因、蛋白或分子靶向药物正在不断问世。将来的研究方向为联合并且优化各种治疗方案，认定最可能受益的患者，监测疾病状态和治疗反应，减少和防止疾病复发。准确的诊断及系统规范个性化的综合治疗方案将进一步提高恶性淋巴瘤的治愈率。

第三章　子宫内膜癌

第一节　临床表现

一、症状

子宫内膜癌最常发生于60～70岁的妇女，平均年龄为60岁，75%发生于50岁以上的妇女。90%内膜癌的妇女以不规则阴道流血或排液为首要症状。年轻患者常表现为月经不规则，尤其出现经期延长，经量明显增多，绝经后的女性出现阴道流血，许多人认识到此症状的重要性，一般会在3个月之内就诊。一些妇女有盆腔的紧迫感或不适，提示子宫增大或宫外播散。在一些年老的妇女由于宫颈狭窄，也可能不出现出血，但可能有宫腔积血或积脓，导致阴道排脓，此征象常与预后差有关。仅有5%以下的女性无任何症状而诊断为子宫内膜癌。这些无症状的女性通常是为了了解异常刮片结果而行进一步的检查时发现，也可能是因为其他原因如子宫脱垂而行子宫切除时发现，或由于不相干的原因而行盆腔超声或CT检查时发现异常情况。如果在宫颈刮片检查时发现恶性细胞时，疾病可能已为晚期。

围绝经期和绝经后的异常出血，患者和医生都必须认真对待。医生应详细询问出血时间和持续时间，不管出血量多少，也不管其持续时间的长短，都应仔细检查。引起出血的原因可能是非生殖道、子宫外生殖道或子宫。非生殖道部位常根据病史或检查以决定，包括血尿和大便隐血试验。生殖道子宫外如宫颈、阴道和外阴的浸润癌通常在检查时就可以发现，如发现肿块必须行活检病理。由于阴道萎缩而引起损伤性出血占所有绝经后出血的15%，此时常发现阴道壁很薄，质脆，但首先需排除由于子宫原因导致的出血。

导致围绝经期或绝经后子宫出血的可能原因包括子宫内膜萎缩、内膜息肉、雌激素替代治疗、增生过长、癌或肉瘤等。子宫肌瘤并不是绝经后阴道流血的原因，在绝经后流血的患者中最常见的内膜变化为内膜萎缩，占60%~80%。而内膜萎缩的妇女通常绝经10年以上，内膜活检常得不到足够的组织，或仅有血液和黏液，活检后通常也无出血。内膜息肉在绝经后出血中占10%左右，通过内膜活检或诊刮病理明确诊断。宫腔镜、经阴道超声检查或两者结合对鉴别内膜息肉是有帮助的。未发现和未治疗的息肉可能是持续或反复出血的原因，甚至可导致不必要的全子宫切除术。但需注意有时子宫内膜息肉也会癌变。

雌激素治疗是较为肯定的内膜增生过长和癌的危险因素，对绝经后的妇女接受未对抗的雌激素替代治疗，内膜癌的危险性增加6倍左右，而且随着应用时间延长和剂量增加，其危险性增加。对未服用孕激素而出现出血者，需行内膜活检；而未出现出血者则每年需行超声检查，如发现内膜增厚，则行内膜活检。在绝经后子宫出血者内膜增生过长的发生率为5%~10%。至于过量雌激素的来源一般认为是由于肥胖、外源性雌激素的应用或有分泌雌激素的卵巢肿瘤等导致的，仅10%的绝经后出血的患者患子宫内膜癌。

绝经前患子宫内膜癌的女性常表现为异常子宫出血，最常见的是月经过多或时间延长，或已经到通常绝经的年龄仍有周期性出血。对绝经前的妇女有肥胖或慢性无排卵而且有持续或反复的异常出血就要考虑到内膜癌的可能性，必要时应给予分段诊刮。年轻且伴有月经失调的患者，需及时就诊，行妇科检查和超声检查，以了解有无盆腔肿块，如发现子宫内膜增厚，也需要行分段诊刮，以便及时明确诊断，对因治疗。

一些妇女有下腹胀感或不适，常提示可能子宫增大或子宫外播散。

二、体征

虽然肥胖和高血压是常见的伴发因素，体格检查很少能显示子宫内膜癌的证据。应特别留意常见的转移部位，外周淋巴结和乳房应仔细检查，腹部检查通常无特异性，除非在晚期肿瘤出现腹水或肝转移或大网膜转移。

妇科检查中，阴道口、尿道周围、整个阴道或宫颈均应仔细观察和扪诊，应行三合诊了解子宫大小、活动度、附件有无肿块、旁组织情况以及子宫后陷凹有无结节。

三、合并其他妇科疾病

（一）多囊卵巢综合征

多囊卵巢综合征（PCOS）是常见的与女性生殖和代谢有关的内分泌障碍性疾病，是引起无排卵性不孕的主要原因。PCOS作为一种内分泌失调性疾病，表现为卵巢多囊性改变，高雄激素血症和黄体生成素/促卵泡激素（LH/FSH）比值增高，临床出现闭经或月经不规则、不育、多毛和男性化、肥胖，以及高血压等。各种内分泌激素通过与其相应受体结合将信号转导入细胞发挥相应作用，而子宫作为靶器官之一，其内膜的生长受到各种因素的影响。与正常子宫内膜相比，PCOS患者由于慢性持续无排卵，卵巢分泌的激素失去正常周期性变化，受雌激素持续影响，子宫内膜长时间停留在增生期可导致内膜增长过长，分泌反应不良甚至不典型增生。临床观察研究发现许多子宫内膜癌患者的卵巢组织结构发生改变，表现为卵巢体积增大，呈多囊卵泡状，有时可见较大卵泡，镜下可见多发性卵泡囊肿，特别是灶性或弥漫性间质增生。由此推测，卵巢受异常垂体激素（LH/FSH＞3）刺激，相应产生过量雌激素或持续性雌激素导致了子宫内膜癌。PCOS患者体内高黄体生成素、胰岛素和雄激素共同影响卵泡发育，卵巢滤泡持续时间长，不能成熟而达到排卵。长期无排卵或卵泡发育不佳引起黄体功能缺陷，而使子宫内膜处于高水平的、持续的雌激素作用下，缺乏孕激素的调节，使子宫内膜不能发生正常的周期性脱落，导致子宫内膜发生增生性改变，甚至发展为子宫内膜癌。PCOS患者体内雄激素水平也比正常妇女增高3～4倍，而雄激素可转换为雌酮导致子宫内膜增生或增殖，进而发生非典型增生甚至子宫内膜癌。有学者指出，PCOS患者以后发生子宫内膜癌的可能性是正常月经同龄女性的4倍。在40岁以下妇女子宫内膜癌患者中，19%～25%患有PCOS，说明年轻女性卵巢排卵发生障碍，持续性雌激素作用与子宫内膜癌的发生有关系。

子宫内膜的雌激素受体（ER）及孕激素受体（PR）主要位于腺体及间质细胞的细胞核内，也可见于腺体细胞的细胞质中，ER、PR在增生期的表达逐渐升高，到增生中晚期达高峰，分泌早期即明显减少，此现象提示ER、PR可能受雌激素正调节，受孕激素负调节。Niwa等（2000）对绝经前和绝经后的子宫内膜癌患者进行了一项大样本对照研究，结果显示在年轻女性中，子宫内膜癌的发生发展与未治疗的PCOS患者子宫内膜无孕激素拮抗作用有关。与正常对照组相比，研究组间质细胞的细胞核内ER增加，并且ER的基因和蛋白的表达在PCOS组、子宫内膜增生的PCOS组和单纯子宫内膜增生组呈逐渐增高的趋势，被认为是甾体类激素影响了细胞周期相关基因的转录，从而导致子宫内膜增生。有研究认为子宫内膜上还存在甾体激素受体共活化物，发生PCOS时此类物质增多，可能导致子宫内膜对雌激素敏感，与PCOS患者低妊娠率和子宫内膜增生甚至癌变有关。对PCOS患者着床期子宫内膜瘦素及瘦素受体蛋白和mRNA的研究发现，瘦素受体蛋白和mRNA在PCOS患者子宫内膜着床期的表达较正常对照组减弱，且这些患者的子宫内膜大都发育不良。在对子宫内膜癌的研究中发现，在子宫内膜由单纯增生至非典型增生，最后发展为子宫内膜癌的过程中，瘦素及其受体呈递减趋势，此研究证明子宫内膜增生发展至子宫内膜癌的过程中，瘦素及其受体可能影响其演变过程。

近年来，许多代谢方面的研究表明，PCOS患者存在胰岛素抵抗（IR）。由IR引起的代谢性高胰岛素血症在PCOS病理生理改变中发挥重要作用。胰岛素抵抗、高胰岛素血症与子宫内膜异常增生的病变关系已被重视。流行病调查发现胰岛素抵抗、高胰岛素血症与子宫内膜癌发病有显著相关性。目前认为IR在PCOS的内分泌代谢中发挥着重要作用。有资料显示，PCOS患者中50%～70%伴有IR。胰岛素作为一种多功能的蛋白质激素，除有调节糖代谢的作用外，其促生长作用也已为越来越多的实验证明。胰岛素在体外能够刺激众多细胞增殖分化，近年来一些研究表明胰岛素在体内也是一种重要的生长调节因子。有学者认为IR是引起PCOS患者子宫内膜增生的高危因素，IR还能加速子宫内膜癌的恶化与发展。研究发现，PCOS伴子宫内膜增生病变的患者胰岛素曲线下面积比增殖期高，子宫内膜为单纯增生的PCOS患者糖负荷后60分钟、120分钟的胰岛素与胰岛素曲线下面积比增殖期患者高，提示IR与PCOS患者子宫内膜增生存在很高的一致性。有文献报道IR可造成子宫内膜增厚。

（二）卵巢肿瘤

卵巢性索间质肿瘤，如颗粒细胞瘤和卵泡膜细胞瘤、部分浆液性卵巢肿瘤具有分泌雌激素的功能，致月经不调，常表现为经期延长、淋漓不尽、绝经后阴道出血等。过量的雌激素使子宫内膜产生不典型增生，甚至癌变。卵巢肿瘤合并内膜癌的机会为2.5%~27%。颗粒细胞瘤和卵泡膜细胞瘤并发子宫内膜癌的概率较高。一般认为有内分泌活性的颗粒细胞瘤和卵泡膜细胞瘤的患者中，45%合并子宫内膜增生过长，20%发生子宫内膜癌，纯卵泡膜细胞瘤合并子宫内膜癌的患者约为25%。因为卵泡膜细胞瘤比颗粒细胞瘤有更强的雌激素刺激作用，所以前者合并内膜癌为后者的4倍，卵泡膜细胞越多，肿瘤的内分泌活性越大，子宫内膜恶变机会越大。在这些有雌激素活性的治疗中缺乏孕激素的拮抗，这也支持了雌激素可能引起子宫内膜癌的理论。

颗粒细胞瘤来自性索-间质，也可直接来自卵巢皮质内生长发育或闭锁滤泡壁的粒层细胞，是一种具有内分泌功能的卵巢肿瘤。发病年龄以绝经前后10年内较多。分为幼儿型和成人型，其中成人型多发于40~50岁女性。由于多数能产生雌激素，因而临床上常见的症状是月经紊乱或绝经后阴道出血，同时由于颗粒细胞瘤分泌的雌激素作用于子宫内膜，常伴有相应的一些疾病，如子宫内膜增生过长、子宫内膜不典型增生、子宫内膜癌等。免疫组织化学染色证实，颗粒细胞瘤可以产生雌二醇，而子宫内膜腺癌中雌激素受体表达阳性，提示两者之间的相关性。在临床工作中，若绝经后出现子宫出血，不应随便诊断为功能性子宫出血而行激素治疗或急于切除子宫，而应进行必要的辅助检查（如超声、诊断性刮宫），排除可能导致出血的器质性病变。对于绝经期前后子宫肌瘤、子宫内膜增生、子宫内膜癌的患者，一定要仔细检查双侧附件。若有包块，应首先考虑颗粒细胞瘤，即使卵巢大小正常，如子宫内膜呈增生过长，仍应考虑颗粒细胞瘤的可能。反之，对颗粒细胞瘤患者应尽早行诊刮术以早期发现子宫内膜腺癌。由于颗粒细胞瘤合并子宫内膜癌时，内膜癌病灶常很小且局限，不侵犯肌层，故对手术切除的子宫应仔细检查其内膜情况，以免漏诊。卵泡膜细胞瘤较少见，占所有卵巢肿瘤的0.5%~1%，多为单侧，良性，恶性卵泡膜细胞瘤少见。肿瘤直径3~30cm，质硬或韧，切面实性，可有囊性区，临床多因雌激素分泌过多出现阴道出血、腹部包块，部分患者有腹腔积液。卵泡膜细胞瘤具有较强的雌激素分泌能力，发生子宫内膜增生和子宫内膜癌患者比较多见。

（三）不孕症

许多研究表明，未孕和未产是子宫内膜癌的高危因素，而妊娠和分娩具有保护效应，且这种效应随妊娠次数、分娩次数的增加而增加。子宫内膜癌患者中不孕占15%～20%，不孕使子宫内膜癌风险增加4.8倍。未产妇比已产妇患子宫内膜癌的危险增加2～3倍。有不孕不育史的女性可能由于缺乏怀孕时升高的孕激素对雌激素的对抗和调节作用，其子宫内膜长期受雌激素作用而易发生癌变。在年轻女性子宫内膜癌患者中不孕不育占有相当高的比例，尤其是卵巢不排卵引起的不孕不育患子宫内膜癌的危险性明显升高。这些患者因不排卵或少排卵，导致孕激素缺乏或不足，使子宫内膜受雌激素持续性刺激，使内膜癌风险增加10.3倍。妊娠期间胎盘产生雌、孕激素，使子宫内膜发生相应的妊娠期改变。哺乳期由于下丘脑和垂体的作用，使卵巢功能暂时处于抑制状态，使子宫内膜免于受雌激素刺激。不孕不育者的子宫内膜得不到此特殊时期的特别保护。

（四）月经失调

子宫内膜癌患者中，月经紊乱、量多者是正常女性的3倍左右。50岁以下的子宫内膜癌患者中39%有月经周期不规则。月经失调多由卵巢不能正常排卵引起，因此也不能正常产生孕激素。子宫内膜缺乏孕激素的调节，最终可能引起癌变。伴有无排卵型或黄体功能不全的功能失调性子宫出血患者，长期月经紊乱、子宫内膜持续受雌激素刺激、无孕激素拮抗或孕激素不足、子宫内膜缺少周期性改变等，而致长期处于增生状态。

（五）初潮早及绝经延迟

初潮早及绝经延迟，接受雌激素刺激的机会增多，其通常与排卵异常有关。流行病学调查显示，子宫内膜癌患者月经初潮年龄相对早于一般妇女。初潮年龄较晚降低了子宫内膜癌的发病风险。绝经延迟增加子宫内膜癌的危险性，且绝经越晚，患子宫内膜癌的危险就越高。这是因为绝经越晚，雌激素对子宫内膜的作用时间就越长，患病的机会也就越大。美国的一项调查发现，52岁和53岁绝经的妇女，子宫内膜癌发生的危险性是45岁以内绝经的1.5和2.5倍。

（六）子宫内膜增生症

子宫内膜增生过长系因无孕激素拮抗的雌激素持续刺激子宫内膜所致，是月经失调中最常见的一种，可发生于长期无排卵月经、产生雌激素的卵巢肿瘤、PCOS及无孕激素拮抗的雌激素替代治疗等。子宫内膜增生分为简单型增生

（SH），复杂性增生（CH）和不典型增生（AH）三大类。细胞不典型可发生于单纯性或复杂性增生中，一旦腺上皮细胞有不典型增生则划入不典型增生范畴，分为单纯性不典型增生（SAH），复杂性不典型增生（CAH）。临床资料表明AH发展为子宫内膜癌的危险性远远高于SH和CH。因此，目前认为子宫内膜不典型增生为子宫内膜癌的癌前病变。异常的阴道流血是本病的主要症状，可有多种表现，PCOS患者常表现为月经稀少或闭经一段时间后有较多的阴道流血；更年期患者表现为月经紊乱，周期短，经期长，经量多或呈完全不规则的阴道流血；绝经后患者可发生绝经后阴道流血，量可多可少。因H-P-0轴功能失调造成长期无排卵使此类患者生育力低或不孕。子宫内膜不典型增生癌变率为10%~25%。年轻者癌变率约为3%，而绝经前后癌变率高达25%左右。轻、中、重度不典型增生的癌变率分别为15%、24%、45%。

四、合并其他内科疾病

（一）肥胖

人体内的脂肪有储存雌激素的功能，从而加强其对子宫内膜的刺激作用，并且过多的脂肪积聚将增加雄烯二酮向雌酮的转化量，增加子宫内膜癌发生高危倾向。肥胖本身就易伴有相对的黄体期孕激素分泌不足或同时伴有月经不调甚至闭经，可导致子宫内膜癌的发生。肥胖患者血浆雌激素水平显著增加，而孕激素及性激素结合球蛋白（SHBG）水平下降，导致子宫内膜长期持续受单一雌激素刺激而增生甚至癌变。肥胖患者中尤其是五短身材、手足纤小的"中心"性肥胖者与子宫内膜癌关系最密切，体重过重的妇女的内膜癌发生率较常人高1.9~3.5倍。约有80%子宫内膜癌患者体重超过正常平均体重10%，若体重超过正常的15%，其危险性增加3倍。有文献报道，体重>70kg者发生子宫内膜癌的危险是<58kg者的2.3倍。Sherman等（1997）研究发现体重指数（BMI）超过32子宫内膜癌的发生风险显著增加。Furberg等（2002）自1974—1981年间开始对24 460名女性进行平均15.7年的随访，结果有130人发生子宫内膜癌。此队列研究结果显示：肥胖（BMI>30kg/m^2）人群发生子宫内膜癌的风险是非肥胖人群的2.6倍。早年肥胖是一个危险因素，而绝经后肥胖，明显增加子宫内膜癌的危险性。绝经后卵巢功能衰退，而肾上腺分泌的雄烯二酮可在脂肪组织内经芳香化酶作用转化为雌酮。脂肪组织越多，转化能力越强，血浆中雌酮水平也越高。雌酮是绝经后妇女体内主要的雌激素，子宫内膜是雌激素的靶器官之一，长期受到无孕激素拮抗的雌酮影响，可导致子宫内膜由增生到癌变。肥胖者容易发生子宫内膜癌机制可能为以下几方面。

（1）饮食习惯：流行病学研究发现，子宫内膜癌与摄入高热量饮食有关，包括肉、蛋、脂肪的高摄入。美国一项关于绝经后素食者与非素食者的研究表明，素食者SHBG水平升高，血浆雌激素水平降低15%～20%，而粪便中雌激素含量是同年龄非素食者的3倍之多。饮食可影响机体雌激素代谢进而影响子宫内膜癌的发生。

（2）代谢因素：体内大量脂肪增加了雌激素的存储，逐渐释放入血而无孕激素抵抗，同时脂肪细胞产生大量芳香化酶，使肾上腺分泌的雄烯二酮经芳香化酶作用转化为雌酮，增加血中雌激素含量。

（3）神经内分泌因素：肥胖患者的肝、肌肉及脂肪细胞对胰岛素的作用呈一定的抵抗性，造成内源性胰岛素抵抗，胰岛素代偿性增加，产生高胰岛素血症。高胰岛素可使体内雄激素水平增高，脂肪组织又可加速雄激素向雌激素的转化，从而导致雌激素增加。

（二）糖尿病

糖尿病分为胰岛素依赖型（1型）和非胰岛素依赖型（2型）两型。糖尿病患者或糖耐量不正常者其患子宫内膜癌之危险性比正常人增加2.8倍，在脆性糖尿病患者尤为显著。肥胖人群中患糖尿病者患癌风险是非糖尿病患者的3倍；肥胖且患糖尿病者的患癌风险是非肥胖且非糖尿病患者群的6倍；肥胖、患糖尿病且缺乏运动者患癌风险是非肥胖未患糖尿病且积极锻炼人群的10倍；糖尿病患者中积极锻炼人群患癌风险并不增加。这个结果提示糖尿病是子宫内膜癌发病的独立因素。大多数子宫内膜癌患者伴发2型糖尿病。2型糖尿病因胰岛 β 细胞功能紊乱和胰岛素抵抗而发生高血糖，胰岛素抵抗分为受体前缺陷、受体缺陷及受体后缺陷。2型糖尿病多为受体后缺陷，产生高血糖，胰岛素代偿增加导致高胰岛素血症，继而使血中雄激素水平增高，高胰岛素促使雄激素增高的机制可能为以下几方面。

（1）胰岛素可与卵巢上皮的胰岛素受体结合，促进卵巢雄激素合成酶

$P_{450}c17\alpha$ 的活性而使雄激素合成增加。

（2）胰岛素增加垂体LH的释放，导致血中雄激素水平增高。

（3）胰岛素可抑制SHBG的产生，使血中游离激素水平增高。高雄激素通过肝脏或脂肪组织的芳香化酶作用生成雌激素，通过外周转化，进而雌激素水平升高，直接或间接促进子宫内膜的增生，增加了子宫内膜癌的发生风险。

（三）高血压

国内外许多病例对照研究表明，高血压是与子宫内膜癌发生相关的危险因素，但仍需进一步的证据加以证实。单纯高血压并不增加子宫内膜癌的危险性，但高血压若与肥胖、糖尿病并发则与子宫内膜癌有关。研究发现，50%～60%的2型糖尿病患者有高血压，同时80%～85%的2型糖尿病患者伴有肥胖。肥胖引起的胰岛素抵抗是糖尿病的危险因素，并且可引起交感神经兴奋及水、钠代谢紊乱导致高血压。糖尿病又可因胰岛素抵抗和高胰岛素血症加速脂质代谢紊乱，脂肪存储增加和动脉粥样硬化形成，加重肥胖、高血压，形成恶性循环。其中胰岛素抵抗和高胰岛素血症是疾病的中心环节，并且雌激素水平升高，增加子宫内膜癌发生风险。诸如肥胖、糖尿病易于合并子宫内膜癌，高血压也系垂体功能失调的一种表现，常与上述三者合并存在，即所谓子宫内膜癌患者常有的肥胖-高血压-糖尿病"三联症"。垂体功能紊乱可能是子宫内膜癌和代谢异常的共同原因。由于腺垂体分泌功能紊乱，引起代谢异常和卵巢不排卵，造成糖尿病和肥胖，以及子宫内膜增生过长，增加了子宫内膜癌发生的风险。

其他情况，如甲状腺功能减退也可能与内膜癌有关，但尚未明确与之相关的原因。

第二节　子宫内膜诊断性刮宫

子宫内膜癌是最常见的妇科恶性肿瘤之一，占妇科生殖器恶性肿瘤的15%～20%。近年来，其发病率逐年上升而5年生存率却没有明显改善，因此术前的早期诊断、早期判断癌灶的浸润程度对于判断治疗的结果及预后至关重要。分段诊刮病理学检查仍是子宫内膜癌确诊的常用方法，是术前诊断子宫内膜癌的最主要方式。它既能明确肿瘤的性质和病理类型，又能对肿瘤的分级以及雌、孕激素受体情况进行检查，同时通过宫颈管刮出物的病理检查还可了解宫颈有无受侵，有利于术前进行临床分期，确定手术范围，对于判断预后具有很大的意义。

一、原则

子宫内膜诊断性刮宫一般不须麻醉，对敏感者或宫颈内口较紧者，可酌情应用镇静剂、局部麻醉或静脉麻醉。在诊刮前2～4小时阴道后穹隆放置米索前列腺醇200μg有利于宫颈软化，使操作更加容易，减少宫颈受损的风险和机械性扩张宫颈导致的子宫穿孔。操作前应先不探宫腔深度，以免将宫颈管组织带入宫腔内混淆诊断。首先刮取宫颈管组织一周，标本单独留送；然后以刮匙刮取宫腔内组织，应特别注意双侧宫角与宫底部。对于高度怀疑子宫内膜癌者，肉眼观察刮出的宫内膜组织，如有干酪样组织或暗灰色糟脆组织肉眼观高度怀疑癌组织时，即应停止刮宫，防止子宫穿孔或癌变扩散；若肉眼未见明显癌组织，应全面刮宫，以防漏诊。

二、适应证

怀疑子宫内膜病变，须行子宫内膜诊断性刮宫的适应证如下。

（1）子宫异常出血，须证实或排除子宫内膜癌、颈管恶性肿瘤或其他病变者。

（2）月经失调，如功能失调性子宫出血或闭经，须了解子宫内膜的变化及其对性激素的反应等，刮宫不仅有助于诊断，还可以止血。

（3）PCOS患者伴月经异常，诊刮可了解内膜有无病变及病变情况。

（4）绝经后发现宫腔积液者。

（5）乳腺癌患者，服用三苯氧胺，出现阴道流血或子宫内膜不均匀增厚者。

（6）宫颈细胞学检测出非典型腺细胞或者绝经后涂片出现子宫内膜腺细胞者。

（7）不孕的患者诊刮可了解内膜状态。

三、禁忌证

如有以下情况，则不宜行诊断性刮宫术。

（1）急性生殖道及盆腔炎症、滴虫及真菌性阴道炎。

（2）合并严重的内科疾病不能耐受手术。

（3）体温>37.5℃者。

四、诊刮时间

行诊断性刮宫，应根据临床不同情况，选择不同的时间进行诊刮。

（1）对阴道不规则流血怀疑宫腔病变者如无特殊禁忌应即刻诊刮。

（2）对月经不调或月经过多，经药物治疗后已经血止者，一般要求月经来潮6小时内，最迟不要超过12小时诊刮。

（3）对可疑子宫内膜结核则在月经来潮前2～3天或月经来潮12小时内诊刮。

（4）为了解卵巢是否有排卵或黄体是否发育健全，应选择在月经来潮前1～2天或月经来潮后6小时内诊刮。

（5）对于子宫内膜不规则剥脱者，可在月经来潮的第5～7天诊刮。子宫内膜是雌、孕激素作用的靶器官，诊断性刮宫刮取的子宫内膜可间接反映患者体内卵巢激素的功能状态。

五、术前准备

子宫内膜诊断性刮取术较为简单，但也要进行相应的术前准备。

（1）询问病史：包括月经史、出血时间、出血量、诊治经过、孕产史、剖宫产及宫腔操作史、哺乳、是否合并心脏和肺部等严重疾病。

（2）体格检查：测量体温、脉搏、血压及进行妇科检查。妇科检查的目的是确定子宫大小、位置，有无阴道、盆腔感染等。

（3）化验检查：包括血尿常规、凝血功能，了解患者出血及贫血和感染情况，是否存在凝血机制障碍，必要时可做肝肾功能检查。

（4）B超检查：确定子宫大小、宫腔有无异常回声团及其体积和位置、子宫内膜厚度、了解有无子宫肌瘤或附件区肿块等。

（5）排空膀胱。

六、操作方法

诊断性刮宫术，应按以下操作顺序进行。

（1）手术前再次行妇科双合诊检查以核实患者子宫位置、大小。

（2）1%的苯扎氯铵或安尔碘等消毒液常规消毒外阴、阴道及宫颈外口。

（3）以小刮匙刮颈管内组织，注意不要超过宫颈内口。

（4）探针探查宫腔位置及大小。

（5）如宫颈内口紧，可应用小号扩宫器逐号扩张宫颈，一般扩张到6号，小刮匙就能顺利通过宫颈内口。

（6）以小刮匙刮宫腔，尤其注意两侧宫角部位。注意搔刮时刮出的组织及出血量，如刮出的组织糟脆或出血量较多，应小心内膜癌灶侵及肌层，应适当终止手术，以免搔刮过度导致穿孔。

（7）刮宫完毕后再次以探针探查宫腔大小，了解有无子宫穿孔，通常诊刮后的子宫腔要小于诊刮前。

（8）筛检宫颈管、宫腔内刮出的组织分别以组织固定液固定后送病理组织学检查。

七、术后处理

子宫内膜诊刮术后，应注意以下问题。

（1）卧床休息，注意观察阴道出血及腹痛情况。如有急性腹痛或不断阴道流血，要注意有无子宫穿孔可能，要及时明确诊断。

（2）常规给予抗生素，尤其对阴道出血者应注意预防感染。

（3）术后2周内禁止盆浴和性交。

八、并发症及其处理

子宫内膜诊刮术，常见并发症如下。

（一）出血

癌症患者本身可能在刮宫时出现大出血，此类患者切忌使用缩宫剂，而应考虑填塞，必要时可行双侧髂内动脉栓塞止血。

（二）子宫穿孔

发现子宫穿孔应立即停止操作，观察患者脉搏、血压、腹痛等情况。对于轻度穿孔，可行抗炎、止血等保守治疗；若穿孔较大，并发大出血和内脏损伤，则须立即手术。

（三）感染

重在预防，术中严格无菌操作，术后预防性使用抗生素。对于已经存在感染的患者，应加强抗感染治疗。

（四）宫腔粘连

如清理宫腔时搔刮过度，造成子宫内膜损伤可致宫腔粘连，造成不孕、流产、闭经、痛经等。可在宫腔镜下分离粘连，术后口服雌激素，促进子宫内膜生长。

（五）宫颈撕裂

轻度撕裂不须处理，经压迫可止血。对较严重的撕裂，应给予缝合。

（六）人流综合征

多在人工流产时出现，也可发生在分段诊刮术中。主要是由于牵拉、疼痛等刺激，导致迷走神经张力升高引起的患者心率下降、大汗、虚脱等症状，可给予阿托品0.5mg肌内注射，可缓解症状。

九、子宫内膜取样器

常用的宫腔诊刮器械是质地较硬较锐利、粗大的金属刮匙，属于有创性手术。因术中患者疼痛感较强，60%的患者可能增加麻醉、感染和穿孔的风险，这就需要一种新的子宫内膜取样器。目前，国内外陆续出现了不同种类的子宫内膜取样器应用于临床，包括国外的Pipelle、Endocell、Explora、PipotCuret、Endorcttc及国内的净优等。各种取样器外径均较小，由高分子医用材料聚丙烯制成，不需要配备任何器械，不需要外接负压吸引器，通过手拉后管内自身产生的负压就可达400mmHg以上，管侧壁有孔，通过回抽后管内产生的负压就可将宫内膜组织从相应的孔中吸入，操作简便，患者的可接受程度高，微创，在门诊就可进行。而且管身有刻度，可代替子宫探针。导管材质轻细、柔软、光滑，管径小，可免去探针探子宫、扩宫颈的步骤，也不须麻醉，术中出血少，能避免手术创伤和患者的疼痛。由于导管具有在宫腔内自由度大的特点，因此可触碰到输卵管两侧等难以用子宫刮匙取到的部位吸取组织，诊断性刮宫时可靠性强。一次性使用更安全，无须清洗消毒，从而避免了交叉感染和医源性感染的发生，对于老年妇女患者宫颈萎缩、颈口极小，尤为适用。宫内膜取样器可获得足够的宫内膜组织学样本，特别是对于宫内膜厚度>5mm的患者，取材满意度高。绝大多数的研究结果表明子宫内膜取样器在标本满意度、取材成功率方面与分段诊刮标本无明显差异，两者在诊断增生期、分泌期宫内膜、子宫内膜癌前病变及子宫内膜癌等的诊断准确率相似，可代替绝大多数常规诊刮。对于宫腔局部占位性病如子宫内膜息肉和子宫黏膜下肌瘤的病理诊断有较高的假阴性率，取材效果差，不推荐使用，对于这部分患者必要时须行宫腔镜检查。对子宫内膜癌高危患者如高血压、糖尿病、卵巢功能性肿瘤、长期服用激素类药物治疗等的患者，以及宫腔细胞学取材不满意或细胞学检查阴性但又不能很好地解释其临床症状高度怀疑为子宫内膜癌时，应谨慎对待其阴性检查结果，可反复进行检查或行分段诊刮，以降低漏诊率。

十、子宫内膜诊刮相关问题

（一）取材过少

取材过少常见于宫颈狭窄、中号刮匙难以进入宫腔、而小号刮匙刮取组织较少；术者经验不足；子宫长期出血、内膜组织剥脱不全；绝经后子宫内膜萎缩；Asherman综合征、子宫内膜基底层遭到严重破坏、内膜生长障碍；增生早期子宫内膜；长期服用避孕药，使子宫内膜萎缩变薄。

（二）取材过多

取材过多常见于增生晚期和分泌期子宫内膜；宫外孕、早孕等子宫内膜在激素作用下增生过长；雌激素等药物刺激子宫内膜增生过长；子宫内膜增生症；子宫内膜癌及其他恶性肿瘤。诊刮过程中如果刮出组织糟脆，可疑子宫内膜癌，则立即停止刮宫，避免肿瘤扩散及子宫穿孔。

（三）分段诊刮术的局限性

（1）癌肿生长于宫底、宫角，以及癌肿体积小等原因可能导致漏刮。

（2）当子宫内膜增生性疾病合并子宫内膜癌时，致使一些中-重度不典型增生与高分化腺癌难划分而导致漏诊。

（3）分段诊刮术获取组织量少，不足以进行组织学分类或影响正确的组织学分型。

（4）分段诊刮是一种盲视下的操作，完全凭术者的经验实施，施术者对子宫腔的形态、子宫内膜病变的范围和程度难以了解，更不能进行病变的定位取材，即使有经验的妇科专家在刮宫时也只能搔刮到宫腔面积的75%～80%，有20%～25%宫腔疾病被漏诊，内膜癌的遗漏率为5.6%～9.6%。诊断性刮宫对于诊断子宫内膜增生和子宫内膜癌的准确性较高，但对于诊断局限性病损的准确率较低。在不正常阴道出血的患者中，行宫腔镜检通常发现为子宫内膜息肉，但经常被诊刮所漏诊。

（5）判断宫颈是否受累，分段诊刮术有局限性，不能完全反映真实的宫颈受累情况。2009年新的FIGO分期中对子宫内膜癌Ⅱ期进行了修正，将宫颈间质受侵作为Ⅱ期，仅宫颈黏膜受侵不再列入Ⅱ期。因此，术前判断宫颈间质是否受侵，对指导手术范围尤为重要。

造成宫颈受侵假阳性的原因有以下几方面：①不规范的诊刮程序，会混淆宫颈管和宫腔的组织导致操作污染；②可能是来自宫腔内肿瘤组织的脱落或挤压至颈管，或由于宫腔内和颈管解剖上的隐蔽性，操作时两者界线难辨认，把子宫下段病灶认为是宫颈管来源；③颈管内膜受癌细胞污染。

造成宫颈受侵假阴性的原因有以下几方面：①隐匿性宫颈受累或病灶小导致漏刮；②进行宫颈搔刮时，搔刮深度不够，往往没有做到完整地搔刮颈管。

因此，在行分段诊刮术时应真正做到宫颈、宫腔的全面诊刮以减少漏诊，同时注意规范操作，必要时结合宫腔镜检查或MRI检测了解宫颈受累情况，提高宫颈间质是否受累的准确判断，从而避免假阴性导致手术范围不够；也避免假阳性导致治疗过度。

（四）诊刮组织病理诊断的局限性

由于诊刮组织的数量及取材部位等的局限性，直接影响诊刮病理诊断的准确性。

（1）子宫内膜重度不典型增生与高分化腺癌的鉴别主要是根据间质有无浸润，但有时很难明确间质是否有受侵。不同专家阅片诊断结果互不相同，甚至同一个专家在不同时间阅片，其结果也有出入。

（2）子宫内膜腺角化癌或鳞腺癌、黏液性腺癌、浆液性腺癌、透明细胞癌等少见的子宫内膜癌组织学亚型，在子宫内膜中可能单独局限存在，也可能混合存在或与子宫内膜样腺癌同时存在，或仅仅出现在诊刮或手术切除子宫标本中，造成诊刮与手术切除子宫标本诊断的组织学亚型不一致。其中子宫内膜浆液性腺癌和透明细胞癌具有独立的、相对较差的预后。这就需要我们诊断子宫内膜癌时必须同时结合诊刮与手术切除子宫标本。

（3）标本的大小、出血时间、手术的方式等都会影响病理结果的判断。肿瘤本身具有异质性，G3分化的腺癌可以包含G1、G2、G3的肿瘤组织区域，而G1分化的腺癌只包含G1区域，一些含有G2、G3分化腺癌的患者可能由于宫腔表面是分化好的类型，诊刮时只刮到宫腔表面组织，就可能导致降分级情况。Batista（2016）回顾性分析79例早期子宫内膜癌患者术前与术后组织病理分级的符合率，其总体符合率为48/79（60.75%），G1、G2、G3级的符合率分别为39/58（67.24%）、7/16（43.75%）、2/5（40%）。术前诊断为G1级子宫内膜癌与术后病理分级符合的敏感性、特异性、阴性预测值、阳性预测值和准确性分别为67.2%、66.7%、42.4%、84.8%和67.1%。因此，术前子宫内膜的标本活检对术后病理分级的预测仅有一定的价值，选择性地行分期手术还是要参考其他评估因素。

（五）如何降低分段诊刮的漏诊率及误诊率

（1）对子宫内膜癌高危人群，应先除外恶性病变：围绝经期月经紊乱或绝经后流血以及不能以一般生殖道炎症解释阴道排液的患者，医务人员应提高警惕，在排除恶性肿瘤后，再按良性疾病处理。Sayqili等（2006）研究发现42例非正常子宫出血及子宫内膜增厚的绝经期妇女，子宫全切术前分段诊刮诊断为单纯性子宫内膜增生过长的患者，其中有50%术后诊断为不典型增生，术前诊断为子宫内膜不典型增生的患者术后2/3诊断为子宫内膜癌。黄子婴（2008）回顾分析了52例子宫内膜癌患者，比较分析患者术前的分段诊刮和术后子宫病理，判断肿瘤细胞分级的符合率。研究发现，分段诊刮和术后子宫病理在G1子宫内膜癌的符合率为20%，G2子宫内膜癌的符合率为61.5%，G3子宫内膜癌的符合率为77.8%。G2和G3肿瘤病理诊断符合率同G1肿瘤比较，差别均有统计学意义。14例患者分段诊刮病理提示子宫内膜不典型增生而术后病理诊断为子宫内膜腺癌。分段诊刮诊断细胞分级的准确率仅有50%，根据术后病理报告，48%左右的患者肿瘤分级升级。当内膜癌浸润≥1/2子宫肌层深度时，分段诊刮诊断肿瘤细胞分级的符合率为75%，显著高于肿瘤局限于内膜层者（22.2%），差异有统计学意义。因此对于分段诊刮术提示为子宫内膜复杂性增生包括或不包括不典型增生的患者再次诊刮值得推荐。

（2）当诊刮组织病理提示肿瘤细胞级别为G3时，应考虑肿瘤侵肌的可能，因为高级别子宫内膜癌多有肌层浸润，也易发生淋巴转移。因此，诊刮组织病理报告为低分化肿瘤时，临床医师应考虑肿瘤细胞已经侵入深肌层，应行盆腔及腹主动脉旁淋巴切除术和术后辅助治疗。由于诊刮在判断肿瘤级别的局限性，对于术前诊刮提示分化好的内膜癌，术中常规剖检标本时，及时做快速冰冻切片不仅可增加子宫内膜癌的诊断准确性，还可以增加术中对子宫内膜癌组织类型、病理分级、宫颈受累情况的准确判断；有助于确定合理的手术范围，防止手术范围不足或手术范围过大而影响患者预后和术后生活质量。

（3）容易漏诊和误诊的几种情况：子宫内膜癌是一种老年妇科肿瘤，80%发病在50岁以上，医务人员对年龄较轻者常常忽视，尤其是对年龄在40岁以下者，常将子宫内膜癌所致的月经紊乱、经量增多、经期延长等临床表现归于常见病、多发病而导致误诊、漏诊。

①子宫肌瘤或腺肌病，其发病与雌激素密切相关，与子宫内膜癌共存的情况临床上较常见。因此对诊断为子宫肌瘤的年轻妇女，久治不愈的阴道不规则出血，伴有内膜癌高危因素者（如高血压、糖尿病、肥胖、长期无排卵、服用雌激素类药物等）或阴道不规则流液者术前应行分段诊刮术，必要时结合阴道超声（TVS）和宫腔镜联合检查进一步确诊，以减少漏诊。子宫肌瘤切除术后，切下的子宫应立即剖检，有怀疑时须做快速冰冻切片检查以确诊。

②年轻妇女月经不规则、经量增多经常规治疗效果不佳者，应尽早做子宫内膜组织学检查，对1次诊刮否定子宫内膜癌的患者如症状无改善，则须第2次甚至第3次诊刮。同时结合宫腔镜检查对可疑部位取材，以提高肿瘤检出率。同时须注意的是，年轻妇女子宫内膜腺癌很少见，不能单靠刮宫材料就轻易肯定腺癌的诊断。对病理诊断报告宁可保守一点，即多倾向于不典型增生的诊断。可进一步用药物治疗，观察其对药物的反应及治疗效果，在治疗中随时监测，最后做出正确的处理。

③对于不孕症患者常有卵巢无排卵、卵巢功能不全等子宫内膜癌高危因素存在，即使其月经规则、经量正常也应放宽诊刮的指征，定期对其做系统全面的检查，以了解卵巢功能情况及子宫内膜有无器质性病变等。

④子宫内膜癌还可以与其他器官同时发生原发癌。如卵巢功能性肿瘤合并子宫内膜癌，乳腺癌合并子宫内膜癌，多囊卵巢综合征合并子宫内膜癌等。我们应仔细询问病史及做必要的查体，遇到不典型的病例要考虑周全，不放过任何可疑之处，尤其是有高危因素的患者。

⑤反复阴道不正常细胞学发现，而宫颈活检阴性者，应考虑做分段诊刮。

⑥对于宫颈脱落细胞学检查发现宫颈管不典型腺体细胞时，应进一步检查可能发现严重的宫腔病变如子宫内膜癌、宫颈腺癌等。因为宫颈管细胞学腺上皮细胞不仅可来源于宫颈管细胞，也可来源于子宫内膜脱落细胞，对这部分患者应严

密随访及监测，以提高诊断准确率。

（六）如何降低过度诊刮率

随着人们预期寿命的增加，对健康意识的增强，子宫异常出血的诊断率正在逐年上升。长期以来，分段诊刮组织病理检查一直是了解绝经前阴道不规则出血内膜状况的重要诊断手段，并且也是判断绝经后出血原因的"金指标"。然而，有文献报道绝经前因阴道不规则流血或月经不调行诊刮术的病例，生理性子宫内膜占66%～88.8%，故功能失调性子宫出血（功血），特别是无排卵性功血，是绝经前妇女阴道不规则流血的主要原因。多年来，一直认为女性生殖器官恶性肿瘤是引起绝经后出血（PMB）的主要原因，近年来研究发现绝经后子宫出血多由非器质性疾病所致，其次为良性病变，恶性肿瘤居第3位，Feldman（1993）报道PMB中恶性病变不到10%。在非器质性疾病中以萎缩性内膜多见，其次为增生型、分泌型，良性疾病以子宫内膜增生过长最多见。部分妇女完全停止分泌激素，内膜经过一段较长时间的激素累积刺激后，可出现增生反应或偶有排卵则出现分泌反应，两者均可导致子宫出血。绝经后的激素水平低下，子宫内膜萎缩，抵抗力降低易受感染，浅表血管破裂，导致内膜炎症而引起出血。

老年妇女应用激素替代疗法，也可以引起子宫内膜的变化而导致子宫内膜出血。子宫黏膜下肌瘤、子宫内膜息肉、子宫内膜增生样病变亦是绝经后子宫出血的常见原因。宫内节育器（IUD）断裂或嵌顿引起的绝经后子宫出血亦占一定比例。功能性卵巢肿瘤如颗粒细胞瘤分泌雌激素作用于子宫内膜，激素波动时可引起子宫出血。

以下情况，可以尽量避免子宫内膜过度诊刮。

（1）诊刮对于绝经前的妇女子宫内膜良性病变的诊断价值相对较低，理想的评判方法应是非侵袭的，应多结合临床，考虑高危因素，同时与超声和宫腔镜联合诊断，提高良性病变的诊断率，减少过度治疗，可将绝经前妇女因阴道不规则流血而行诊刮术的比例降至50%。

（2）在有宫内节育器合并月经不调或异常出血的患者，应按循序诊断法，先行取环术，并随诊，若仍有异常临床表现，再行诊刮术以进一步明确原因。并同时建议带环妇女在绝经后1年内将节育器取出。

（3）对于绝经后子宫出血的患者诊刮术依然是首选并且必行的检查，确定

PMB的高危因素，选择性诊刮显得尤为重要。绝经后子宫内膜厚度超声检查<4mm的患者发现子宫内膜癌的概率为1.4%~2.7%。当患者年龄较轻（<55岁）、绝经年限短（<5年）、阴道出血时间短（<1个月），以及子宫内膜<4mm，可暂缓诊刮。先给予患者对症治疗，门诊随访，如果内膜持续增厚，或内膜回声不均匀，边界不规则、不光滑，则不论有无症状，诊刮还是必要的。同时也应注意子宫内膜癌中有约10%发生于萎缩性内膜，此种情况下内膜厚度常<4mm，如随诊过程中出现再次出血则应进一步检查和处理。

（4）对HRT者，其内膜的厚度范围可在1~15mm，建议无症状者，内膜5~15mm，可暂时不进行诊断性刮宫，可停药，密切监测。在停药后，阴道数次出血、流液后，内膜厚度在4mm以内，同样可以免除诊断性刮宫。

十一、诊刮术与其他检查诊断子宫内膜病变技术的价值比较

（一）宫腔细胞学检查

Lipscomb等（1994）研究报道认为，对累及整个子宫腔内膜表面、均匀性分布的病变，如激素水平变化、增生过长等，其准确性与诊刮术符合率较高。Garcia等（2003）研究发现，薄层子宫内膜细胞学检查对子宫内膜非正常病变诊断的敏感性78%，特异性96%，阳性预测值78%，阴性预测值96%，满意取材率为15%，而子宫内膜活检取材符合率为26%。但须注意的是，炎症、息肉、激素、刮宫、宫内环等可使子宫内膜细胞表现为形态改变、核深染、核多且大，从而表现出癌细胞的特点，造成假阳性；而肿瘤体积小、浸润病灶小、期别早、标本量不足及高分化肿瘤则可造成假阴性。由于细胞学检查本身的局限性，要得到准确的诊断必须结合病史，但其作为一种筛查子宫内膜癌的方法是可行的，适用于妇科门诊检查和妇女防癌普查。其还可作为分段诊刮术取材不满意病例的补充检查手段。建议对于合并子宫内膜癌高危因素的患者，以及宫腔细胞学取材不满意或细胞学检查阴性而不能满意解释症状者，应随后进行分段诊刮组织病理学检查以避免漏诊，必要时辅以超声、宫腔镜等检查。

（二）经阴道超声检查

分段诊刮术虽为经典的诊断方法，但其无法了解肌层受累情况，而阴道彩

超其为无创伤性检查，敏感性高，同时显示盆腔内外异常的情况，包括附件区肿块，子宫肌瘤等。还可清楚地显示正常子宫内膜、子宫内膜下层和子宫肌层，对术前判断子宫肌层浸润深度和宫颈受累情况有一定价值。对于PMB的妇女，子宫内膜厚度≤4mm者，发生子宫内膜癌的风险性为0.1%～1.0%。如果把子宫内膜厚度以4mm为界限，≤4mm者，子宫内膜癌的发生率仅为0.15%，其敏感性和特异性分别为83%和77%，因此应用TVS作筛选，以4mm作为灵敏点，结合其他临床资料，可避免某些患者的创伤性诊断方法，它可使侵入性检查技术的使用率降低约50%。Shalev指出，通过阴道超声，如果发现子宫内膜与子宫肌层交界处有完整的结构，子宫内膜的均质性，以及内膜形态与月经周期相符合，就可以排除宫腔镜检查的必要。经阴道超声检查可作为宫腔造影和宫腔镜检查的初筛。由于TVS对检测子宫内膜团块性病变具有高度的敏感性，但无特异性，不能鉴别小的子宫内膜病灶或黏膜下团块，因此对于那些异常或不明确的超声波结果，应进一步行宫腔镜检及宫腔镜下的定位活检，进行组织学确诊。TVS结合诊刮或宫腔镜下活检对提高内膜癌的诊断率有帮助。目前还有盐水灌注宫腔声学造影，可以帮助了解宫腔内占位病变情况。

（三）宫腔镜辅助下分段诊刮术

（1）宫腔镜的优势较多，如宫腔镜检查不开腹，损伤小，在直视下进行，准确率高，漏诊率低，同时还可做有关手术，如内膜息肉摘除术。宫腔镜在鉴别内膜息肉和黏膜下肌瘤方面优于超声和诊刮。诊刮有时能刮出典型的息肉而确诊，但更多的可能漏刮体积过小或过大的息肉，或有时将组织刮碎不能明确诊断。宫腔镜诊治子宫内膜息肉诊断明确，对息肉数量、体积、形态、部位等能作出准确的判断，诊断率高，漏诊率低并可定位取活检送病理检查，根据病理结果或病情决定手术方案。诊刮时患者常因疼痛不能很好地配合，医生常以刮出组织量足以病理检查即结束操作，很难完成全面的有针对性的诊刮，降低了诊断性刮宫的诊断价值。研究表明分段诊刮诊断子宫内膜癌，Ⅰ期的符合率为20%，Ⅱ期为61.5%，Ⅲ期为77.8%。对子宫内膜癌的诊断，宫腔镜下活检明显优于诊断性刮宫，尤其对早期微小的局限型子宫内膜癌病灶，宫腔镜下钳取宫内可疑组织送检，不仅早期局限型微小病变不会遗漏，并可选择性多点取材，避免了传统诊断性刮宫为获得足量子宫内膜组织而盲目过度搜刮宫腔造成的疼痛、出血、子宫穿孔等，大大提高了临床取材的安全性和病理检查的可靠性。

（2）宫腔镜检查诊断子宫内膜癌，有以下不足：需注意宫腔镜下定位活检虽然阳性率较高，但活检只能反映部分内膜情况，阴性不能排除癌瘤的存在，至今临床上鉴别子宫内膜癌之方法仍广泛采用分段诊刮术。虽然宫腔镜在子宫内膜癌早期诊断中显示出独特的优势，但是宫腔镜检查中需要适当的灌流介质和膨宫压力膨胀宫腔，其可能造成子宫内膜癌细胞的腹膜腔播散以及可能对患者的生存预后产生一定的影响，这成为宫腔镜应用于早期子宫内膜癌诊断的主要障碍，也是我们临床关注的焦点。尽管有人曾对宫腔镜检查可能使少量肿瘤细胞经输卵管播散至盆腹腔有所顾虑，但大量研究表明宫腔镜检查对疾病预后无影响，它并不增加附件、腹腔、腹膜后淋巴结的转移。虽然宫腔镜检会使子宫内膜癌细胞扩散至腹腔，但没有证据显示腹腔细胞学阳性会影响早期子宫内膜癌的生存率。B超联合宫腔镜检查判断宫颈浸润的阳性预测值为100%，阴性预测值为98.0%，均明显高于分段诊刮组（63.6%、88.2%），$P<0.001$；B超联合宫腔镜检查判断子宫肌层未受浸润、浅肌层浸润、深肌层浸润的符合率分别为92.7%、81.8%、66.7%。而诊断性刮宫则无法判断宫壁浸润情况。术前宫腔镜联合B超检查对肌层浸润及宫颈浸润判断的准确性高，为选择合理的手术范围提供了依据。宫腔镜相对于诊刮在发现子宫内膜息肉、黏膜下肌瘤、子宫内膜癌来说具有更高的敏感性，宫腔镜辅助下分段诊刮是一种术前判断有无宫颈受累更可靠的方法，但宫腔镜在诊断萎缩性子宫内膜和子宫内膜增生上的敏感性没有诊刮强。

（四）其他检查技术

1.MRI

MRI作为崭新的影像检查方法，对本病的诊断，特别是在术前分期方面有其独特的优越性。MRI软组织分辨率很高，对子宫内膜癌局限于内膜层、侵及结合带、肌层、宫体外以及侵犯周围组织器官，有无淋巴结转移或远处器官转移甚为敏感。

2.血清CA125水平

CA125是已被确定的上皮性卵巢癌的肿瘤标志物，用于子宫内膜癌的诊断也有一定价值。据统计，约20%的子宫内膜癌临床Ⅰ期患者CA125值升高。80%的手术分期属晚期者CA125呈高值，术前对CA125值的测定有利于评估子宫内膜有无子宫外转移。

综上，在以往有关子宫内膜病变的诊断方法中，大多数医师认为子宫内膜的分段诊刮术是诊断的金标准。随着医学的进步，人们逐渐发现了这种方法的缺点和局限性。现在，阴道超声和宫腔镜检查在发达国家已经取代了传统的诊刮术。B超、宫腔镜和诊刮是互补的几种诊断方法，三者单独应用，各有其局限性，存在一定的误诊、漏诊率，将这几种方法联合起来检查绝经后子宫出血的原因，将有助于提高诊断的正确率。

第三节　手术治疗

手术是子宫内膜癌最主要的治疗方法。自1988年FIGO提出了关于子宫内膜癌的手术-病理分期标准以来，手术治疗被强调作为评价疾病范围、评估肿瘤预后，以及决定术后辅助治疗与否的首选方法，适用于无手术绝对禁忌证的所有患者。

一、术前病情评估

子宫内膜癌的术前评估主要包括：对病变性质和范围的评估，对麻醉和手术风险的评估。

确切的病理学诊断是决定对于恶性肿瘤实施手术治疗，以及确定手术范围最重要的依据。子宫内膜癌的病理学确诊应该包括对于病变的性质、组织学类型及分化程度的评估。对病变性质的评估是决定手术治疗的基础。

虽然子宫内膜癌主要发生于绝经后女性，但约有25%的患者为绝经前女性，有3%～5%患者年龄＜40岁，甚至更年轻。北京协和医院治疗的最低年龄患者年仅18岁。临床上经常见到年轻的子宫内膜样癌患者，继发于初潮后的长期的无排卵月经周期。这些患者的子宫内膜在长时间的无孕激素拮抗的雌激素作用下，由单纯增生至复杂增生，到不典型增生，最终衍变为癌。在病理学的形态上可以表现为各种病变的共存。分段诊断性刮宫是诊断子宫内膜癌的金标准。因刮宫组织较少，病理诊断尤其是病理分级有时较为困难，与术后病理诊断有一定误差。文献报道术前术后误差为15%～25%，手术后病理分级升级约20%（G1～G2、G3），因此，可考虑宫腔镜下活检，减少诊刮的盲目性，同时请有经验的妇科病理医师会诊，以降低手术前后病理误差。宫腔镜检查可直视子宫内膜及宫颈管病灶，行定位活检，尤适用于微小的内膜病灶，并可初步诊断。分段诊刮可初步判定子宫内膜癌是否累及宫颈，但假阳性率较高。

妇科肿瘤医师对影像学检查辅助判断深肌层浸润和宫颈间质浸润的期望较高，因为这对于术式的选择和切除范围的确定至关重要。MRI、CT以及经阴道B超（TVS）是主要的检查手段。与MRI、CT相比较，TVS更方便、更经济，可作为评估肌层浸润和宫颈浸润的首选。耿京等（2008）对58例子宫内膜癌患者进行TVS检查，判断肌层浸润的准确性为82.4%，浅肌层浸润的敏感性为80%。CT在判断肌层浸润和淋巴转移的敏感性和特异性都不高。MRI的准确性较CT高，对子宫内膜癌各期的总检出率为85%，但是MRI对判断深肌层浸润的敏感性只有54%，而且对判断盆腹腔淋巴结转移的特异性较低。最近一项研究显示，SPET/CT在子宫内膜癌诊断中的敏感性达到69.2%，特异性达到90.3%，阳性预测值为42.9%，阴性预测值为96.6%。目前SPET/CT尚未常规用于临床。

据美国统计，子宫内膜癌最常见的发病年龄为60～70岁。绝大多数为绝经后妇女，约有50%的患者肥胖，2/3的患者合并重要的内科疾病，从而增加了麻醉和手术的风险性。目前强调对各期子宫内膜癌的分期手术，常规的盆腔和腹主动脉旁淋巴结切除术以及对Ⅱ期患者的广泛性子宫切除等较为复杂的手术操作，使术中出血量增加的可能性大大增加，进而可能引起多器官的灌注受累与麻醉时间的延长。这些因素可以单独或共同作用增加手术病率和不良预后发生。因此，手术医师在制订治疗计划前须仔细权衡手术可能给患者带来的获益和风险，进行详细的术前评估。严格的术前评估首先包括详细的病史采集和全身的物理检查。在病史的收集中，对患者既往史的详细收集及记录对于全面和个体化的评估手术可能引起的心、肺、肾等重要器官并发症的风险十分重要。

由Goldman于1977年提出的关于术前心脏风险评估的金标准，经Detsky等（1986）修改和确定，1999年被Lee等（1999）衍生为非心脏手术的简化心脏风险评估指数。这一指数主要包括：合并高危的手术操作（经腹手术）、缺血性心脏病史、心力衰竭史、脑卒中或短暂性脑缺血史、术前胰岛素治疗及血肌酐水平＞2mg/dl。作者根据上述修订的心脏风险指数，统计了较大心脏事件的发生率，详见表3-1。较大的心脏事件包括心肌梗死、心脏骤停、肺水肿及完全性心脏传导阻滞。对于伴有严重心脏疾病的患者，如左室射血分数20%，伴有明显的右心力衰竭，严重的主动脉狭窄或瓣膜功能不全等的患者，需综合考虑患者全面的估计寿命期，对于手术的途径如经腹、经阴道或腹腔镜、麻醉方式、切口的选择、手术的范围及选择非手术治疗等问题进行仔细权衡。

表3-1　根据修订的心脏风险指数统计的较大心脏事件发生率

分级	事件/患者	事件率（95%CI）
Ⅰ（0）危险因子	2/488	0.4%（0.05～1.5）
Ⅱ（1）危险因子	5/567	0.9%（0.3～2.1）
Ⅲ（2）危险因子	17/258	6.6%（3.9～10.3）
Ⅳ（＞3）危险因子	12/109	11.0%（5.8～18.4）

围术期的肺部并发症常出现在妇科肿瘤的手术治疗后。据统计，腹部术后的肺部并发症较心脏更加常见，为10%～30%。主要包括：术后呼吸衰竭、围术期肺炎、气管炎、慢性阻塞性肺疾病（COPD）加重、支气管哮喘等。然而，与心脏疾病不同的是，目前还并不能简洁地阐明临床流行病学、危险因素评估的价值和作用，以及减少围术期肺部并发症的预防措施等问题。Smetana等（1999）曾描述过相关患者术后肺病发生率的危险因素，在这一分析中，有吸烟史者，RR=3.4；COPD者，RR=4.7。美国麻醉师学会（ASA）关于一般健康状态评分＞2者，RR=1.7。Goldmam的心脏危险指数和低运动能力也与术后肺脏的并发症相关。

静脉血栓栓塞性疾病（VTE）包括深静脉血栓形成（DVT）和肺血栓栓塞症（PTE），是最常见的手术后并发症之一。相关研究报道，妇科良性疾病围术期DVT发生率为10%～15%，而妇科恶性肿瘤患者DVT发生率则高达19.6%～38%。PTE是导致妇科恶性肿瘤患者术后死亡的最主要因素，而且在围术期发生过VTE的患者，有发生慢性血栓形成后综合征（PTS）的风险。该综合征的特点包括静脉溃疡、水肿、疼痛、静脉曲张及顽固性水肿等，起初发生在大约30%的DVT患者中，随诊8年后大多数DVT患者都患有该综合征，严重影响患者术后的生活质量。因此，手术前后预防性治疗非常重要，但目前有关VTE的最佳预防方法仍存在很大争议。一般来说，应控制体重，加强运动，避免长期航空旅程，控制血压、血糖等；术前积极、有效地治疗高血压、糖尿病及其他心血管疾病，纠正贫血；对于老年肿瘤患者，应穿弹力袜，运动下肢。

二、术前准备

在术前详细评估的基础上做好术前准备是患者手术成功和术后恢复的重要保证。术前准备是针对术中和术后可能出现的问题进行准备，包括常规的准备和个体化准备。

（一）患者及家属知情同意

术前向患者及家属签署手术知情同意书是术前准备中十分重要的步骤。通过患者知情，使患者对其手术的方式、术后恢复，以及疾病的转归有一个现实而恰当的期待，减少术后的误解。手术知情同意书的内容应该包括：手术的指征、手术方式、手术获益、手术并发症、术中可能的意外发现等。在告知患者和家属手术的并发症和意外发现时，还应告知术者对其的预防和应对措施，以减少患者对手术的担忧。鉴于子宫内膜癌分期手术的步骤相对复杂，应该由术者亲自向患者和家属做知情签字的说明。应签署输血同意书，对于不同意者需详细讨论应对方案。目前，子宫内膜癌有腹腔镜手术和开腹手术，也要说明腹腔镜的禁忌证，并告知如发生并发症（肠、输尿管损伤等）并非腹腔镜手术特有，开腹手术时也存在同样的问题。还要了解不能腹腔镜下手术者，须改为开腹手术，使患者及家属能够理解并积极配合。

（二）术前常规实验室检查

术前实验室常规检查包括：血尿常规、电解质、肝功能、肾功能、血糖、凝血功能、心电图及胸片等。为了保证手术的顺利进行，防止意外的发生，应该检验血型和感染指标。对于某些特殊的患者，还应针对性检查超声心动图、肺功能及肾血流图等。

（三）术前肠道准备

主要目的是以防术中有意或意外的肠管损伤，一直作为盆腔手术的常规。但是过度的肠道准备可能造成大量的肠液丢失，引起患者术前的腹部不适。近年的研究表明，肠道准备本身可能损伤肠管，增加术后吻合口瘘的发生，由于子宫内膜癌手术损伤肠管的机会很少，不必强调过分的肠道准备。

（四）术前个体化准备

在手术治疗范围日趋规范化的前提下，评估、治疗和控制患者的内科合并症是术前准备中最具个体化的内容。术前请麻醉科和重症监护病房（ICU）会诊是减少术中和术后并发症的主要措施之一。

1.对于有心脏合并症的患者

术前应该常规请心脏专科医师会诊、检查，评价心脏功能。实施针对性的治疗，如控制心率和血压、治疗心律失常、降低肺动脉压等。必要时采取放置冠状动脉内支架、冠状血管重建、放置临时起搏器等预防性措施，以减少围术期的心脏并发症。

2.有呼吸道疾患者

术前减少肺部并发症的措施主要包括，停止吸烟至少8周；对于慢性阻塞性肺疾病和支气管哮喘患者治疗和改善气道阻塞；如果有感染存在使用抗生素和延期手术；教会患者做促进肺部扩张的动作等。

3.对于已有慢性肾损害的患者

手术不应加重其肾功能的进一步减退。妇科肿瘤根治性手术治疗的性质，术中和围术期的急性失血、低血压、感染、脱水，以及某些药物的作用等都有可能发生肾前性、肾性或肾后性的肾衰竭。对于已有肾功能减退的患者，应该考虑适当缩小手术范围，采用水化等保护肾的措施。

4.合并糖尿病者

糖尿病是子宫内膜癌患者最常见的合并症。术前治疗和控制血糖是保证术后切口愈合，减少感染等并发症的重要措施。对子宫内膜癌的患者术前常规检查空腹、三餐后2小时及睡前的血糖谱，以诊断筛查糖尿病和糖耐量减低的患者。对于血糖控制不满意者，请内分泌科会诊，调整胰岛素的用量，使术前的血糖最好控制在空腹<140mg/dl，餐后2小时<180mg/dl。

三、手术适应证

由于子宫内膜癌合并肥胖、高血压、糖尿病的患者在临床十分常见，带来手术操作困难、风险增加等问题，术前放疗曾一度在美国十分流行。自1988年FIGO提出关于子宫内膜癌手术及病理学的分期以来，强调将手术作为评价疾病预后、指导术后辅助治疗，以及避免过度治疗的首选方法。应该说，经过充分的术前评估和准备，绝大多数患者能够耐受手术治疗。

子宫内膜癌好发于老年妇女，年龄常常是手术前需要考虑和评估的因素。现有的临床研究表明，年龄本身不是手术的禁忌证。

肥胖是子宫内膜癌手术治疗中经常面对的临床问题。根据北京协和医院的资料，在320例子宫内膜样癌的患者中，51%的患者体重指数（BMI）>26。肥胖成为制约手术方式和手术途径选择的主要问题之一。现有的研究表明，体重不是影响手术预后的不良危险因素。据统计，在接受非心脏手术的患者中，BMI与术后并发症和平均住院期无明显相关性。与BMI在20～29者相比，BMI>34者发生并发症的危险性为95%，CI 0.7～1.9。此外，由于肥胖限制了患者的胸廓运动，其与术后肺部并发症的相关性一直有所争论。一项系统分析的结果表明，在8项可评价的多因素分析中，仅一项发现肥胖与术后的肺部并发症相关。

四、手术范围

子宫内膜癌基本的手术方式为全子宫加双侧附件切除术。根据FIGO分期的要求，术中应常规留取腹腔冲洗液，并探查盆腔和腹主动脉旁淋巴结，行必要的活检或切除术。在术中应该常规地切开子宫标本，仔细检查病变的部位和肌层浸润的情况。需要进行全面手术学分期的早期病例（Ⅰ期）为以下几种情况。

（1）肿瘤低分化病变。

（2）中分化病变，肿瘤直径>2cm。

（3）透明细胞癌或浆液性癌。

（4）肌层浸润>1/2。

（5）宫颈受累。

近年美国国立癌症研究所SEER的研究数据比较了单纯子宫切除与根治性子宫切除术治疗Ⅱ期子宫内膜癌的5年生存率。结果表明，单纯子宫切除555例，5

年生存率为84.4%；根治性子宫切除377例，5年生存率为93%；统计学显著差异（$P<0.05$），术后辅助放疗对两组的生存率无显著影响。建议对于无手术禁忌证的Ⅱ期患者的手术范围包括改良的广泛性全子宫切除术，PiverⅡ型+双侧附件切除术+盆腔淋巴结清扫术至腹主动脉分叉处+增大的腹主动脉旁淋巴结切除+大网膜活检以及腹腔内任何可疑结节的活检。

对于Ⅲ、Ⅳ期子宫内膜癌晚期患者的手术方案应该个体化，致力理想的肿瘤细胞减灭术，明确附件肿物的性质，切除大块肿瘤，减瘤的程度是该期患者最重要的预后因素。术后配合放疗、化疗，以及孕激素等的综合治疗。

美国综合癌症网（NCCN）发布的关于肿瘤临床处理指南，对于子宫内膜癌的手术范围做出了明确的推荐。该指南注重于临床的实践性，改变了多数教科书以手术病理学分期的最终结果讨论手术的范围。指南根据临床能够判断的病变范围，分为局限于子宫的病变、可疑或宫颈受累及可疑子宫外病变等3种情况推荐了手术治疗的范围。

对局限于子宫的病变，NCCN强调对所有早期病例的全面分期术。包括：从横膈至盆腔的全面探查、全子宫加双侧附件切除、腹腔冲洗液的细胞学检查，以及盆腔和腹主动脉旁淋巴结切除。

对于可疑或宫颈受累，NCCN推荐，以宫颈的活检或MRI进一步明确诊断。实施广泛性子宫切除+细胞学+盆腔及腹主动脉旁淋巴结切除术。可以选择放疗后（A点75~80Gy），全子宫双附件切除+盆腔及腹主动脉旁淋巴结切除术。因禁忌证不能手术者，盆腔外照射+腔内放疗。

对于可疑子宫外的病变，NCCN建议行CA125或影像学评价。对腹腔内病变，如腹水、网膜、淋巴结、卵巢，以及腹膜等受累推荐手术治疗，包括全子宫加双侧附件切除、选择性盆腔和腹主动脉旁淋巴结切除、大网膜切除及减瘤术。对累及阴道、膀胱、直肠或宫旁等的子宫外盆腔病变，推荐在盆腔+腔内放疗后，根据情况决定是否手术治疗。对腹腔外病变，包括肝受累，推荐姑息性全子宫加双侧附件切除术，术后辅助治疗。

NCCN推荐，对于非子宫内膜样癌，如浆液性癌及透明细胞癌，手术的范围同卵巢癌的分期手术，实施最大限度的肿瘤细胞减灭术。

对于初次手术未行全面分期术者的处理。NCCN推荐，对病理学分期为ⅠA，分化程度为高或中分化者，可以观察。病理学分期为ⅠB、ⅡA（肌层浸润<50%）

期的高或中分化者，ⅠC、ⅡA（＞50%）、ⅡB期，以及低分化者可直接再分期手术，也可选择影像学检查评估。

在NCCN的推荐中，强调对所有病变局限于子宫和宫颈病例的盆腔和腹主动脉旁淋巴结切除，而不是随机的活检术。主要依据有以下三点：①有15%~20%的病例术后的病理分级较术前上升；伴随病理分级的增加，术中肉眼对肌层浸润判断的准确性下降。②据统计，肉眼对肌层浸润判断的准确性，高分化为87.3%；中分化为64.9%；低分化仅为30.8%。③多因素分析表明，与未行淋巴结切除或仅行淋巴结活检术相比，全面的淋巴结切除术可明显改善生存率。

目前对于手术病理分期为Ⅰ期的患者常规行淋巴结清扫术仍有争论。ASTEC入组1373例子宫内膜癌，其中82%为Ⅰ期患者，分为传统手术与传统手术+淋巴结切除术两组。结果表明，两组的2年生存率无显著差别。Chan等（2007）的一项研究，比较了12 333例接受分期手术的子宫内膜癌患者（其中73%为Ⅰ期）与27 063例未接受淋巴结切除术的患者（84%为Ⅰ期）的预后。作者认为，淋巴结切除术不能给高或中分化的Ⅰ期患者带来生存受益。

我国人口众多，医疗资源缺乏，能够掌握盆腔淋巴结切除术的妇产科医师较少，对于每一子宫内膜癌的患者行常规的分期手术显然是不现实的。鉴于70%~80%的患者诊断子宫内膜癌时处于临床早期，全子宫及双侧附件切除术是最基本和可行的手术方式。在术中留取细胞学，对盆腹腔及腹膜后淋巴结全面探查，以尽可能符合FIGO分期的要求。

五、开腹手术要点及常见并发症

（一）手术医生的选择

子宫内膜癌的低危肿瘤（分化好和＜1/2肌层浸润）的淋巴结阳性率＜5%，这些患者不需要全面的手术分期。普通的妇科医师也可以安全地进行筋膜外子宫切除术和附件切除术。但是有子宫外病变须行淋巴切除的高危患者，应转诊至妇科肿瘤医生治疗，全面的术前检查特别是病理学和影像学资料可以有效地作出正确的分流。

（二）手术切口的选择

子宫内膜癌的开腹手术一般推荐用下腹正中直切口，不主张采用下腹横切口。即使是对肥胖患者，也不主张横切口。因为下腹横切口很难满足手术探查和手术分期或减瘤术的要求。而且，对于患早期子宫内膜癌的肥胖者，如果顾虑术后手术切口愈合困难等情况，目前的腹腔镜技术完全可以做到用腹腔镜或腹腔镜辅助经阴道子宫切除术来进行手术分期。对于Ⅲ期患者的减瘤术，下腹横切口难以有良好的术野暴露，如果腹腔镜技术难以信任的话，还得冒切口愈合不良的风险采用直切口。

（三）子宫内膜癌手术分期程序

对FIGO制定的子宫内膜癌手术病理分期争论很多。比如说，何为标准的子宫内膜癌手术分期程序？另外，是否所有患者均须行淋巴切除术？

目前，还没有国际上可接受的标准的子宫内膜癌手术分期程序。一般推荐的程序如下。

1.腹腔探查

（1）腹部正中直切口。

（2）打开腹腔后立即取盆、腹腔冲洗液找癌细胞。

（3）仔细探查整个腹腔内脏器，网膜、肝、腹膜、子宫、直肠陷凹和附件表面均须检查。

（4）触摸任何可能存在的转移病灶。

（5）仔细触摸主动脉旁和盆腔内可疑或增大的淋巴结。

2.明确子宫的切除范围

根据分期确定，尽管目前有分段诊刮、超声、MRI、宫腔镜等术前检查手段，但术前对于子宫内膜癌是否有宫颈管侵犯的判断还是有相当比例的误差。在宫颈是否受侵犯方面，往往是术前分期高于手术分期。故子宫内膜癌的手术一般采用先切除子宫，切除子宫后立即剖开子宫再来决定是否需要切除腹膜后淋巴结的方法。

（1）对术前已排除宫颈浸润的Ⅰ期患者，行筋膜外全子宫切除及双附件切除术。附件外观即使正常亦提倡切除，因为可能会有微小浸润癌。此外，子宫内膜癌发病与卵巢分泌雌激素有关，因此不主张保留卵巢。在一般病例，没有必要切除阴道穹窿，切除宫旁组织也没有任何益处。切除子宫后立即剖开子宫以决定是否需要切除腹膜后淋巴结，肉眼观察如下内容：

①肌层浸润深度与肌层厚度的比值。

②肿瘤的大小。

③肿瘤的位置（宫底、子宫下段或宫颈）。

肿瘤的分化程度越低，术中肉眼对肌层浸润深度的评估准确性越低。有一个研究报道，肉眼下肌层浸润深度评估正确率在G1为87.3%，G2为64.9%，G3为30.8%。所以，在低分化肿瘤或肉眼判断无把握时，最好送冰冻切片检查。

（2）术前已证实有宫颈间质侵犯的Ⅱ期患者，应施行根治性子宫切除术。不能肯定有宫颈浸润者，可行改良根治性子宫切除术。

（3）对Ⅲ期子宫内膜癌患者，由于阴道或宫旁浸润，在对转移病灶做全面检查后最好行盆腔外照射放疗。治疗完毕后，可以手术切除者行剖腹探查术。有盆腔外转移的患者，根据患者的不同情况，选用扩大放射治疗野、细胞毒药物全身化疗或者激素治疗。但是，如果一个Ⅲ期患者已被B超证实附件有包块或受侵犯，应该直接进行手术治疗而不做术前照射，目的是判断肿物的性质和进行手术病理分期。多数情况下可施行全子宫切除及附件切除术，大网膜切除和肿瘤细胞减灭术。

（4）对远处转移的Ⅳ期患者，可行姑息性全子宫加双附件切除术，术后辅以放疗或激素治疗或化疗。

3.根据剖开子宫及冰冻切片结果决定是否切除腹膜后淋巴结

（1）Ⅰ期患者若无下列指征，切除腹膜后淋巴结的意义不大。指征：病灶浸润肌层深度超过1/2或病灶面积超过宫腔面积的1/2，或术前诊刮的标本已证实为低分化肿瘤，或有血管或淋巴脉管浸润，须行双侧盆腔淋巴切除术和腹主动脉旁淋巴结切除术。

（2）术前已证实有宫颈间质侵犯，或切除子宫后剖开子宫发现宫颈有浸润的Ⅱ期患者，应行双侧盆腔淋巴切除术和选择性腹主动脉旁淋巴结切除术。

（3）Ⅲ期子宫内膜癌患者如果已经施行了满意的肿瘤细胞减灭术，患者的一般情况又允许继续进行手术的话，继续进行双侧盆腔淋巴切除术和腹主动脉旁淋巴结切除术。若残留有大块病灶不能切除，则切除腹膜后淋巴结的意义就不大。

（4）有远处转移的Ⅳ期患者，切除腹膜后淋巴结无价值。

（四）腹膜后淋巴切除术要点

1.腹膜后淋巴结的切除范围

一般认为，盆腔淋巴结切除的范围应包括：①上界达髂内、外动脉交叉上3cm处，切除髂总血管表面的髂总淋巴结；下界达髂外静脉的分支旋髂静脉横跨髂外动脉处，此处表面为腹股沟深淋巴结。②外界为腰肌表面。③内界为输尿管外侧缘。④底部以闭孔神经为界。技术熟练者也可清除闭孔神经下组织，在该范围内，所有淋巴脂肪组织均须全部切除。主动脉旁淋巴结的切除范围为：下界与盆腔淋巴结切除时髂总淋巴结上方断端相接，上界最好达肾动脉水平，至少达肠系膜下动脉水平。

2.腹膜后淋巴结的切除方法和技巧

从手术的彻底性考虑，腹膜后淋巴结切除以连续整块切除为好。

腹膜后淋巴切除术免不了要和盆腔血管、神经、输尿管打交道。手术者常常因为惧怕在切除淋巴结时损伤这些组织，不敢"太岁头上动土"，东一块、西一块地把组织拿下来，草草收兵就宣称是做了淋巴切除术。等到术后病理报告回来后发现该拿的淋巴组织没拿到，取出来多数是脂肪组织。

对腹膜后淋巴结切除术，作者的提议是：别把眼睛老盯在淋巴结上，把注意力集中在盆腔血管和神经上。把血管和神经解剖游离出来，并尽可能避免损伤它们，留下血管和神经，其他淋巴、脂肪组织通通拿走，就能安全、快捷、干净地把全部淋巴组织切下来。

手术时，有三件事值得注意：第一，尽可能做到连续整块切除。第二，切除范围要足够大。第三，在一些关键部位进行结扎。

（1）盆腔淋巴结手术技巧。沿着血管平行剪开血管鞘，沿神经周围分离神经，只要在游离血管和神经的过程中，不切断淋巴脂肪组织，就能把淋巴脂肪组织整块地拿下来，也就是所谓的"连续整块切除"。

为了减少出血和淋巴囊肿的形成，最好对髂总、腹股沟深、髂内外动脉交叉、闭孔窝上、闭孔窝下等5处的淋巴管进行结扎。

现将手术顺序和方法介绍如下：

①器械：除了一般的全宫切除术器械外，需要增加的手术器械有长薄剪刀1把，长镊子1把，长小直角钳3把，长大直角钳1把，长持针钳2把，肾盂拉钩1把。当然，如对盆腔的解剖非常熟悉，血管和神经的走向和变异已了然于胸，使用电刀游刃有余的话，使用电刀有更多的优势。

②麻醉：最好用气管内麻醉，因可以保证肌松，利于排垫肠管，也方便切口的延长。如无条件，连续硬膜外麻醉也可以。

③体位：患者不须腰桥，也不须垫高腰部，取平卧位即可。切除右侧盆腔淋巴结时，手术者站在患者左侧。切除左侧时，手术者可仍站在患者的左侧，但要摇摆手术床，把患者摆为右高左低位。手术者也可站在患者的右侧。

④切口：取下腹正中切口，一般须从耻骨联合上缘至绕脐上1～2cm，才能较方便地切除髂总淋巴结。

⑤切除右侧盆腔淋巴结的主要手术步骤和注意事项：

a.在阔韧带前叶、近骨盆漏斗韧带的外侧下方无血管区切开该处腹膜。向圆韧带方向继续剪开阔韧带前叶，钳夹、切断圆韧带，向膀胱腹膜反折方向继续剪开阔韧带前叶，至宫旁止。

b.分别缝扎圆韧带远端、缝吊剪开的阔韧带前叶外侧切缘圆韧带与骨盆漏斗韧带中点处和圆韧带外侧断端和子宫旁中点处，提起这3处缝线，使阔韧带内之疏松组织有张力。

c.贴骨盆侧壁剪开阔韧带内疏松组织，见到髂腰肌后用左手沿髂腰肌表面向外上方向钝性分开疏松组织直至暴露髂总动脉，左手转向内下分离，可很容易清楚地暴露出输尿管中下段。

d.距输尿管约2cm处剪开阔韧带后叶腹膜，并沿输尿管走向平行剪开阔韧带后叶至宫骶韧带处。此时，已清楚游离出骨盆漏斗韧带，也已将输尿管与骨盆漏斗韧带分开。

e.高位钳夹、切断、结扎骨盆漏斗韧带。注意此韧带中血管丰富，管径也较粗，需双重结扎。在钳夹和切断骨盆漏斗韧带之前，需再次确认韧带与输尿管已完全分离。避免无意中损伤、切断输尿管。

f.分离生殖股神经：生殖股神经位于髂腰肌表面，为感觉神经，支配会阴部。术中尽量保留，切断也无妨。

g.暴露闭孔神经：闭孔神经上段位于髂外静脉外侧，闭孔神经下段位于髂外静脉内侧。宜分段分离，即在髂外静脉外侧分离闭孔神经上段，在髂外静脉内侧分离闭孔神经下段。

h.清除髂总淋巴结：有侧入钝性分离法、顺行锐性分离法和逆行分离法3种，以侧入钝性分离法较干脆利落。

i.分离髂外动脉：髂外动脉本身无分支，分离时须注意髂内、外动脉交叉和下方的旋髂深静脉。

g.分离腹股沟深淋巴结：钝性分离为主，结合锐性分离，注意收集下肢的淋巴管须结扎。

k.髂外静脉分支及解剖变异：注意旋髂后静脉根部位置的变异，髂内、外静脉交叉处往往比动脉交叉低2～3cm。

l.髂内血管：只从表面清除。

m.闭孔窝淋巴结：只从闭孔神经表面清除，闭孔神经底部的丰富的静脉丛，损伤后难止血，万一出血，只有长时间的压迫。

⑥左侧盆腔淋巴结的切除方法与右侧大致相同。不同的地方在于左侧髂总静脉位于髂总动脉内侧，而左侧髂总淋巴结位于髂总动脉的外侧，即髂总动脉和腰大肌之间。故清除左侧髂总淋巴结没有清除右侧髂总淋巴结危险。

两侧盆腔淋巴结切除后，可按解剖顺序每一侧分髂总、髂外、髂内、闭孔、腹股沟深5组分别送病理检查。

（2）腹主动脉旁淋巴结切除术手术技巧。主动脉旁淋巴结切除术主要应用于子宫内膜癌和卵巢癌的分期手术，在宫颈癌的手术治疗中，主要进行主动脉旁淋巴结取样，以确定有无该部位的淋巴结转移，为术后是否增加辅助放疗提供直接证据。

根据不同的淋巴结切除范围，设计不同的腹膜后切口。如上界拟达肾动脉水平，一般须切开升结肠外侧的结肠旁沟的腹膜，把升结肠、横结肠和小肠均往左侧翻开，暴露主动脉、下腔静脉和左右肾动脉和肾静脉，从血管表面将淋巴结切除。如上界拟达肠系膜下动脉水平，可沿切除右侧盆腔淋巴结的切口，沿髂总脉、腹主动脉的上方继续向上切开后腹膜，至十二指肠根部，向上游离右侧输尿管和骨盆漏斗韧带，在游离输尿管的过程中，下腔静脉的右侧缘自然就暴露了出来，分离下腔静脉右侧缘与腰大肌的间隙，从腹主动脉右侧分离淋巴组织间隙，再从肠系膜下动脉的上方，把腹主动脉和下腔静脉的表面的淋巴组织上端结扎切断，然后向下整块掀开，一直至两侧髂总血管表面，将腹主动脉旁淋巴结整块切除，最后切除骶前淋巴结。

切除骶前淋巴结时要牢记骶前淋巴结的位置是在髂总静脉交叉的下方，而不是在髂总动脉交叉的下方。髂总静脉交叉往往低于髂总动脉交叉，即髂总动脉交叉的下方就是左侧髂总静脉壁，若将此处当成是骶前淋巴结而向下分离的话，很容易损伤左侧髂总静脉造成难以控制的大出血。

六、广泛性子宫切除术要点

（一）Piver Rutledge 分型

目前，关于广泛性子宫切除术的手术范围，国际上通用Piver Rutledge的分型。对于子宫内膜癌来说，常用的是Ⅰ～Ⅲ型子宫切除术。具体如下。

Ⅰ型：筋膜外子宫切除术。紧贴宫颈旁切除子宫，可经腹、经阴道或腹腔镜辅助阴道子宫切除术。

Ⅱ型：改良广泛性子宫切除术范围相当于国内俗称的"次广泛子宫切除术"，切除更多的宫旁组织，但保留远端输尿管及膀胱的血供打开输尿管隧道，保留完整的膀胱子宫韧带，切除1/2宫骶韧带及主韧带。

Ⅲ型：广泛性子宫切除术。范围相当于国内俗称的"广泛子宫切除术"，完全打开输尿管隧道，保留远端输尿管与膀胱上动脉之间小部分的侧部组织，完全切除膀胱子宫韧带，切除广泛的阴道旁组织及宫旁组织，靠近骨盆壁切除主韧带和宫骶韧带，切除阴道上1/3。

Ⅳ型：扩大广泛性子宫切除术。切除更广泛的阴道旁组织和宫旁组织，必要时切除髂内动脉和输尿管壁上所有组织。Ⅲ型与Ⅲ型子宫切除术的区别在于：输尿管从膀胱子宫韧带完全游离，切除膀胱上动脉，切除3/4阴道。

Ⅴ型：部分盆腔脏器去除术。切除部分膀胱和远端输尿管，输尿管膀胱植入，适应于中央型复发或广泛手术发现肿瘤包绕输尿管远端时。

（二）广泛性子宫切除术手术技巧

通过实践，我们总结了根治性子宫切除术的十六字方针"先骶后主，及时转向，平行盆底，留足断端"。即先切断宫骶韧带，使子宫可以提得更高，有利于分离膀胱宫颈间隙和膀胱阴道间隙，也利于分离输尿管隧道，然后再切断主韧带。在切断宫骶韧带深层和主韧带、宫旁、阴道旁组织时，始终要平行盆底及时转向，并留下充分的断端组织，避免断端组织回缩难以止血。

对于各个具体的手术步骤，我们也总结了相应的口诀：

紧贴腹膜，保留神经（打开直肠侧间隙）。

找准间隙，锐钝结合（分离直肠阴道间隙）。

切开侧膜，浅深分层（切断宫骶韧带）。

保持张力，找白分离（分离膀胱阴道间隙）。

先出后入，两侧贯通（打开输尿管隧道）。

两窝之间，一次钳夹（切断主韧带）。

垂直转向，端端相接（切除阴道旁组织）。

U形缝合，不留死腔（缝合阴道断端）。

下面逐个介绍每个手术步骤的手术技巧。

1.打开直肠侧间隙

直肠侧间隙也称直肠侧窝，打开直肠侧间隙的目的是暴露宫骶韧带的外侧缘和主韧带的后缘，输尿管从间隙的中间通过，其下方有腹下神经丛分出的腹下神经，有丰富血管网和输尿管周围伴行，并发出营养支到输尿管。宫骶韧带外侧的腹膜则没有大血管分布，故打开直肠侧间隙时，若靠近输尿管分离容易出血，也易破坏输尿管的血管营养支，增加术后输尿管缺血、坏死的机会。贴近腹膜侧分离，则可不出血，而且可以将腹膜外侧的神经丛完整保留推向外侧，故此分离直肠侧间隙的技巧就是：紧贴腹膜、保留神经。

2.分离直肠阴道间隙

直肠阴道间隙是一潜在性较易分离的间隙，前方为阴道前壁，后方为直肠前壁，两侧为直肠柱和宫骶韧带。

直肠阴道间隙表面的腹膜形成子宫直肠窝，又称子宫直肠陷凹，也称道格拉斯窝，是女性盆腔最低处。此处的直肠腹膜反折处是分离直肠阴道间隙的入路，找对这个间隙是避免分离出血的关键。我们的方法是：上提子宫、用血管钳提起直肠前壁腹膜形成张力，暴露腹膜反折处；用电刀切开反折腹膜，继续在发白的疏松组织处向下分离，然后用手指轻轻贴着阴道后壁钝性分离直肠阴道间隙（术前在阴道塞纱有助于明确指引手指贴着阴道后壁的正确方向分离），这样就可以安全地把直肠阴道间隙分开。其技巧就是：找准间隙、锐钝结合。

3.切断宫骶韧带

直肠侧间隙分离后，宫骶韧带外侧缘已充分游离，与输尿管也已充分分开。此时需要处理的是游离宫骶韧带的内侧缘。分离直肠阴道间隙后，虽然直肠前壁和阴道后壁已分开，但直肠前侧壁仍与宫骶韧带内侧缘相连，其表面有直肠侧腹膜覆盖。故此，先切开直肠侧腹膜就成为分离宫骶韧带内侧缘和直肠前侧壁的关键。可用电刀切开直肠侧腹膜，切除长度视宫骶韧带切除的长度而定。打开直肠侧腹膜后，将直肠向内下侧进一步分离，宫骶韧带内、外侧已充分游离，可根据需要切除任何长度的宫骶韧带。

宫骶韧带分为深浅两层，浅层宫骶韧带可以直接用电刀或剪刀切开，深层宫骶韧带因血运丰富则要求钳夹、切断后缝扎止血。小结其技巧就是：切开侧膜，浅深分层。

4.分离膀胱宫颈、阴道间隙

切开膀胱腹膜反折之后，将子宫向患者头侧上方牵拉，用三把弯钳钳夹膀胱腹膜反折切缘，与子宫对拉形成张力。在有张力的情况下，间隙会变成发白的无血管区，用剪刀或电刀配合在发白处分离，锐性下推膀胱。下推膀胱之后，继续对拉形成张力，又会出现发白的无血管区，继续在发白区分离，这样反复交替，就可以把膀胱推得很低，又很少出血。有利于暴露出输尿管隧道的出口。技巧就是：保持张力，找白分离。

5.打开输尿管隧道

分离好膀胱宫颈、阴道间隙之后，下一步要打开输尿管隧道。先在子宫旁血管的内侧、膀胱顶的上方、贴近阴道前壁处确定输尿管隧道出口的位置，然后用直角钳紧贴输尿管的内上方，找到隧道入口，钳尖向着隧道出口的方向分离，最后使入口和出口两侧贯穿，然后贯通钳夹、切断和结扎。

打开输尿管隧道的关键：一是分离膀胱要充分；二是紧贴输尿管表面寻找隧道解剖间隙；三是隧道出口的方向在内上。这样操作既可保证子宫动脉输尿管支不受损伤，又能避免损伤隧道外子宫静脉丛而引起出血。

先确定隧道出口位置的好处是在打隧道时钳夹有方向，从而避免打到其他地方造成损伤或出血。贯通隧道两侧的目的：一是可以把输尿管与隧道顶组织充分游离，确保输尿管不受损伤；二是可以一钳把隧道顶组织内所有血管钳住，一次结扎，避免钳夹一半血管造成出血。技巧是：先出后入，两侧贯通。

6.切断主韧带

打开输尿管隧道以后，可向下推开输尿管。分离出主韧带前方的膀胱侧间隙（即膀胱侧窝）和主韧带后方的直肠侧间隙（即直肠侧窝）之后，主韧带就可以清楚地暴露出来，所以手术的关键是正确分离这两个"窝"。用电刀将主韧带周围的疏松结缔组织切断，使主韧带充分暴露，以利于止血钳一步到位钳夹、切断、缝扎主韧带。主韧带内含丰富的血管，分次钳夹易遗漏。口诀：两窝之间，一次钳夹。

7.切除阴道旁组织

因为主韧带从骨盆侧壁连于宫颈，故切断主韧带时，血管钳钳夹的方向应与骨盆侧壁平行。切除阴道旁组织时，如仍与骨盆侧壁平行，将会越切越深，如果残端回缩将难以止血，故血管钳钳夹的方向应该转向与耻骨联合平行的方向，钳夹指向阴道侧壁。由于血管钳换了方向钳夹，常常造成阴道旁组织断端和主韧带断端之间有一定的距离，如不处理这段组织可有渗血，故在缝合阴道旁组织断端外侧缘时，进针处与主韧带断端相接，就可避免出血。故技巧就是：垂直转向，端端相接。

8.缝合阴道断端

切除阴道旁组织之后，整个子宫就呈游离状态，接下来切断阴道，处理阴道断端。一般切除阴道上段3cm左右。阴道断端我们一般采用U字形缝合，该法操作简单，止血效果确切。缝合时可以扣锁缝合，注意不要留下死腔。口诀是：U形缝合，不留死腔。

七、子宫内膜癌腹腔镜手术要点

目前，腹腔镜手术已广泛应用于许多妇科良性疾病的治疗，如子宫内膜异位症、附件肿物及异位妊娠、子宫肌瘤等，具有创伤小、术后恢复快及术后病率低等优点。20世纪90年代以来，随着腹腔镜设备的改进、操作技术的提高，其在治疗妇科恶性肿瘤方面也取得了显著进展。迄今，许多学者对腹腔镜下妇科恶性肿瘤的手术分期和广泛子宫切除术进行了系列研究，初步证实了应用腹腔镜手术行广泛子宫切除和盆腔及腹主动脉旁淋巴结切除，能达到开腹手术的效果。也有学者提供了手术时间、术后病率、并发症和肿瘤复发与转移等资料。而且也开展了腹腔镜手术与开腹手术对比的前瞻性研究，初步的结果表明腹腔镜下能完成妇科恶性肿瘤的分期手术治疗，长期随访结果与开腹手术相当。其中子宫内膜癌是最早采用腹腔镜行盆腔淋巴结切除和手术病理分期的妇科恶性肿瘤，迄今的临床资料显示，其肿瘤结局良好，且获得了绝大多数肿瘤学家的认可，并在2003年FIGO制订的指南中，将腹腔镜下盆腔淋巴结切除推荐为妇科恶性肿瘤手术病理分期的主要选择和途径。

目前腹腔镜手术的适应证与开腹手术一致，腹腔镜下能完成的手术包括全子宫切除、Ⅱ型根治性子宫切除和Ⅲ型根治性子宫切除术、腹主动脉周围及盆腔淋巴结切除术。

（一）腹腔镜手术穿刺孔部位的选择

结合文献和我们的经验，采用4穿刺孔的方法，在脐孔部穿刺气腹针注入CO_2气体建立气腹至腹内压达12mmHg；用10mm套管针（Trocar）穿刺置入腹腔镜，于左侧下腹部各置入第2、第3根套管针，分别为5mm及10mm；第3个套管针（Trocar）的入路较脐水平线高约2cm便于切除腹主动脉周围淋巴结；于右侧下腹部麦氏点置入第4个5mm套管针（Trocar），然后置入腹腔镜光学视管，对腹腔内情况全面评估，即对肝膈腹膜、侧腹膜、大网膜、胃肠道表面的检查，盆腔情况的检查，确定是否有腹腔内转移病灶；然后检查子宫及双侧附件形态、大小、活动度及直肠陷窝有无转移病灶、积液等，再取盆腔液或冲洗液做细胞学分析，排除腹腔液的肿瘤转移和种植，再确定下一步的手术。在手术开始之前，根据确定的手术方式置入短头的举宫杯。

（二）腹腔镜下筋膜外全子宫切除术

对于ⅠA和ⅠB期的患者，行全子宫切除术，可以达到治疗疾病的目的。腹腔镜下筋膜外全子宫切除术有两种方式，即完全腹腔镜下全子宫切除术和腹腔镜辅助的经阴道全子宫切除术。

1.手术操作要点及技巧

（1）卵巢血管的高位结扎与切断

对于不需要保留卵巢的患者，需要行卵巢悬韧带的高位结扎与切断，先在腰大肌表面打开侧腹膜，暴露和游离卵巢动静脉，辨认清楚输尿管的走行，再用双极电凝处理卵巢血管，再用剪刀切断卵巢血管及韧带。

（2）分离子宫与卵巢

对于需保留卵巢者，举宫器向一侧推举子宫，同时于靠近子宫角20mm处牵张展开的圆韧带，于距子宫角2cm处或中段电凝切断圆韧带。之后在距离子宫角约20mm处电凝输卵管峡部，并切断输卵管。然后于距子宫角约10mm处电凝卵巢固有韧带，分离阔韧带中段，应用双极电凝钳脱水，再用剪刀剪断，或用超声刀切断韧带和组织，如遇到韧带增厚变硬，特别是子宫内膜异位症时，应充分电凝增厚的组织，如电凝不充分则可能发生出血而影响手术操作，并且进行切割时应贴近卵巢侧。

（3）处理圆韧带和骨盆漏斗韧带

举宫器向一侧推举子宫，同时于靠近子宫角处牵张展开的圆韧带，于距子宫角2mm处或中段电凝切断圆韧带。

若子宫较大，双侧圆韧带增粗、短缩使子宫过于固定，可最先将双侧圆韧带先行切断，再依次切断双侧输卵管峡部、卵巢固有韧带。然后剪开阔韧带前后叶，切割的范围和方向根据是否去除卵巢而定。如行卵巢切除，切除方向应向侧方，平行于骨盆漏斗韧带，将韧带低位切断。骨盆漏斗韧带内包括卵巢血管，可用双极电凝，超声刀或缝合止血。整个韧带需经双极电凝多次电凝后切割，或直接用超声刀凝切，可获得更好的止血效果，并使切割创面更干净，解剖结构更清楚。

（4）下推膀胱

自圆韧带断端向子宫颈方向切割阔韧带至膀胱子宫腹膜交界下方约5mm处，用抓钳钳夹膀胱反折腹膜并向前腹壁提拉，同时运用举宫器向头端推顶子宫、宫颈与阴道上段连接处，沿举宫杯边缘下推膀胱，下推至宫颈外口下方约20mm处。如遇出血可采用双极电凝止血，在使用超声刀时缓慢切割可以达到很好的止血效果。

（5）子宫血管的处理

如合并有子宫肌瘤，且较大者，则在处理韧带和分离子宫膀胱反折之前先阻断子宫动脉，具体方法是：于距离子宫颈体交界处旁开2cm，子宫骶韧带上方约1.5cm处打开阔韧带后叶，分离结缔组织，暴露子宫动脉，采用双极电凝脱水的方式阻断子宫动脉，也可以选择钛夹或生物夹以及直接缝合结扎的方式。如无合并子宫肌瘤，则可以在处理完子宫圆韧带、阔韧带和卵巢固有韧带后，再分离子宫颈体交界旁开2cm，暴露子宫动脉，同样进行血运阻断。其中以双极电凝最简便且效果好，这种技术有效且损伤小。最大的危险为可能发生电热损伤输尿管，应遵守以下原则以避免输尿管损伤。

①应在前、后外侧切割子宫血管。

②选择子宫动脉上行支进行电凝。

③尽量缩短电凝时间，短时间、反复电凝优于长时间、持续电凝。同时助手在关键时刻从阴道向头端推举子宫，使子宫血管远离输尿管。

④在游离暴露子宫动脉的过程中尽可能将子宫动脉进行充分的游离，若同时能将邻近的输尿管暴露并推离子宫动脉，则是避免输尿管损伤最确切的措施。

（6）处理主韧带及骶韧带

在行筋膜外全子宫切除时需要切割这组韧带，双极电凝加单极电切分离韧带有效，但用超声刀进行切割则更为安全有效。之前应游离直肠及膀胱，并游离子宫直肠窝，以便引导手术更简单，更安全。在能充分暴露手术视野的前提下，一般先处理骶韧带再处理同侧主韧带更利于安全操作。

另外，在处理子宫主韧带和骶韧带时尽量不要伤及宫颈，可以避免手术的不彻底，另外，在此步骤中要注意输尿管的走行，以避免不必要的损伤。

（7）切开穹窿和去除子宫

用阴道拉钩扩张阴道，暴露前后穹窿及子宫颈，用宫颈钳或组织钳钳夹子宫颈前唇并往外牵拉子宫颈，于距子宫颈口10~20mm处依次切开前后左右穹窿，这是腹腔镜辅助阴式筋膜外子宫切除的主要步骤，也可经阴式完成。子宫无脱垂或无子宫增大时，可在腹腔镜下完成手术。暴露穹窿的方法很多，简单的方法是用一裹湿纱布的长钳撑开穹窿，利于辨认正确的解剖结构并进行切割，前穹窿切开前应将膀胱推开，而后穹窿切开时将直肠牵开，手指顶起直肠腹膜反折，并钳夹结扎子宫骶骨韧带和主韧带。用一长尖电极完成切割，在阴道动脉分支发生活动性出血时，应用双极电凝处理。目前全腹腔镜子宫切除时暴露穹窿的简便和使用最多的是杯状举宫器，举宫器的上缘紧贴阴道穹窿，可作为电极切割的指示点。子宫从切开的阴道穹窿去除，否则子宫应粉碎后取出。子宫次全切除术者不需要切开穹窿或子宫颈。

（8）关闭阴道和子宫颈残端

根据医生的经验和临床情况，选择做腹腔镜或阴式缝合来完成阴道穹隆的关闭。若在腔镜下缝合不甚熟练，一般采用阴道式阴道残端缝合法，用2-0号带针。

针线水平褥式缝合。若在腹腔镜下关闭，应使用0号或2-0号带针可吸收线缝合，缝合方法可行间断缝合、间断"8"字缝合、连续扣锁缝合等。连续贯穿缝合对阴道止血是非常重要的。

（9）再次检查

关闭穹隆后，再用腹腔镜来检查盆腔，充分冲洗并吸出血块和碎屑，冲洗有助于发现一些小的出血，应用双极电凝来进一步止血，必要时缝合止血。打开窥器，观察阴道残端有无出血。在充分创面止血后，全部或部分缝合腹膜。还应检查输尿管的活动情况，蠕动正常加上无扩张才能排除输尿管损伤，仅有蠕动并不确认。对术中冲洗液多、手术创面较大的病例，原则上推荐术毕留置盆腔引流管。

2.手术的特点与术中注意点

腹腔镜下完成子宫各韧带和子宫血管的处理，包括骶韧带和主韧带，以及阴道子宫颈部的游离，必要时游离输尿管，余下的手术步骤经阴道完成。结合腹腔镜手术和经阴道手术的优点，可以节约手术时间，但有伤及输尿管膀胱的危险。因此，有人采用先游离输尿管的方法，以避免输尿管损伤。然而腹腔镜子宫切除前是否先分离输尿管尚存争议，我们认为有严重腹腔粘连，尤其是子宫内膜异位症所致盆腔粘连，子宫肌瘤使阔韧带扭曲，或其他病理情况改变了正常解剖结构，在处理子宫各韧带前辨认并分离输尿管走行是必要的。通常分离从骨盆边缘开始，从腹膜后，在输尿管上方打开盆腔侧壁腹膜，提起腹膜，推开输尿管并游离之，继续此动作直至主韧带水平。然而，分离输尿管占用时间，且可能引起棘手的出血，在没有输尿管解剖异常时，没有必要游离输尿管，但医生应充分辨清输尿管走向。静脉给以亚甲蓝，再行膀胱镜检查，可检验输尿管的完整性。膀胱镜可以发现蓝染的尿液自输尿管开口喷出，但这种方法不能保证电凝后电热损伤而致的潜在的去血管效应引起的输尿管缺血坏死和纤维化。电热损伤一般症状在术后2周左右出现，有时甚至在术后几个月出现症状。

（三）腹腔镜广泛子宫切除术

1.手术步骤及技巧

这一术式基本上为Meigs手术，适用于Ⅱ期，宫颈受侵阳性或宫颈已有肉眼可见的浸润病灶的患者。手术范围为腹腔镜广泛子宫切除和盆腔腹主动脉淋巴结切除术。

（1）高位结扎切断卵巢血管

提起卵巢血管表面的侧腹膜，超声刀剪开腹膜并充分暴露输尿管，游离并推开输尿管，然后切开卵巢血管表面的腹膜，游离卵巢血管，镜下于较高位置用双极电凝使卵巢血管脱水，用剪刀或超声刀切断卵巢血管即可，无须缝合结扎。

（2）圆韧带和阔韧带的处理

离断卵巢血管后，将子宫摆向左侧，沿髂外动脉走行切开盆侧壁腹膜，延长右侧腹膜切口达圆韧带腹壁附着部，靠盆壁处用超声刀锐面切断右侧圆韧带，再向前内方剪开阔韧带前叶至膀胱子宫颈反折处，再向后剪开阔韧带后叶至右侧骶韧带，达子宫颈直肠腹膜反折。用上述方法处理左侧卵巢血管及圆韧带。

（3）膀胱和直肠的游离

用超声刀之锐面分离膀胱与宫颈间的疏松组织，直达子宫颈外口水平下30~40mm，向两侧分离膀胱间隙，暴露膀胱宫颈韧带，用超声刀切断双侧膀胱子宫颈韧带和膀胱阴道韧带。把子宫推向腹壁，充分暴露子宫直肠反折腹膜，从左侧子宫骶韧带内侧、直肠旁剪开腹膜，并分离左侧直肠旁窝，沿着反折剪开直肠子宫陷凹及反折腹膜，直到右侧子宫骶骨韧带内侧、直肠旁腹膜，同时分离右侧直肠旁窝。提起剪开的直肠反折腹膜，用超声刀离断阴道后壁纤维组织，钝性分离直肠阴道间隙，把直肠从阴道后壁分离，直达子宫颈外口下30~40mm。

（4）子宫动静脉的处理

在其从髂内动脉分支后的1cm处用双极电凝使其脱水，然后用超声刀切断。提起子宫动脉断端，游离子宫旁组织，剪开近子宫颈的盆段输尿管前的结缔组织，用分离钳沿着输尿管内上侧方向游离子宫动脉，注意勿损伤输尿管。子宫静脉是髂内静脉的分支，其位置稍低于子宫动脉水平，到达子宫阴道部位，形成子宫阴道静脉丛，与直肠丛、阴道丛、膀胱丛等互相连络，是一个比较容易出血的地方，一般采用双极电凝止血，也可以用缝扎止血。

（5）游离子宫颈段之输尿管

提起并上翻子宫动静脉，用分离钳轻轻钳夹子宫颈输尿管前的系膜，用超声刀的锐面剪开输尿管后方的粘连，至此，子宫颈的输尿管段已完全游离。

（6）子宫主韧带和骶骨韧带的处理

用超声刀分离直肠侧窝结缔组织，将子宫骶骨韧带与直肠分开，用分离钳将输尿管稍向外推开，用超声刀之锐面距子宫颈30mm处切断骶骨韧带。处理主韧带：将子宫摆向右前方，将输尿管拨向外侧，用超声刀平面贴近盆壁切断左侧主韧带，同法切断右侧主韧带。

（7）取出子宫及切除阴道上段

取出阴道纱垫及举宫器，在阴道前壁镜下切口处钳夹阴道黏膜，排出腹腔内气体，钝性游离阴道约3～4mm，环形切断之，连同子宫一并取出。残端用2/0号Vicryl线连续锁扣式缝合。

（8）镜下重建盆底

腹腔镜下冲洗盆腔，彻底止血后，将引流管置于盆底最低位置，从右侧穿刺孔引出。用可吸收线缝合后腹膜，并将后腹膜与阴道残端缝合，再与骶韧带缝合以重建盆底。

2.手术特点及术中注意点

该术式由于难度较大，因此如没有丰富的腹腔镜手术经验和技巧，以及良好的腹腔镜手术相关的设备，不建议在腹腔镜下行该手术，因为如处理不当会导致严重并发症，直接危及患者的生命。因此手术中特别需要注意输尿管的游离和子宫韧带的处理。要防止对周围及邻近器官的损伤，如遇较大血管的出血应该用双极电凝进行止血，切开输尿管隧道时最好采用超声刀，以免对输尿管造成损伤；而在处理子宫韧带时，先用双极电凝使局部组织脱水后再用超声刀切断，尤其是要将其内的血管游离并单独处理，否则容易导致手术中出血，而致止血困难。同时在分离阴道与膀胱间隙时要注意阴道静脉丛的止血，这类血管较粗大，一般用双极电凝止血具有很好的效果，必要时加用缝合止血。

手术后处理主要是注意腹腔引流管的通畅和引流物的观察，72小时后可以拔除引流管。导尿管的放置时间较长，一般第8天开始膀胱锻炼，10天左右拔除导尿管，多数患者的小便能自解，但有少部分患者会出现尿潴留，可以采用再次放置导尿管或针灸穴位治疗等，必要时加用药物治疗，主要是采用尿道平滑肌松弛的药物。

（四）腹腔镜盆腹腔淋巴结切除术

1.手术步骤及操作要点

（1）经腹腔的腹腔镜下淋巴结切除术。该术式不需要另外放置穿刺器，利用原有的穿刺器可以达到淋巴结切除的要求。

①腹主动脉周围淋巴结切除：有下列因素者需要同时行盆腔和腹主动脉旁淋巴结切除术。

a.深肌层浸润。

b.肿瘤分级为G3。

c.浆液性腺癌、透明细胞腺癌或癌肉瘤。取头低位并右侧躯体抬高约30°，将小肠及大网膜用抓钳或推杆推开，于骶前开始纵向打开后腹膜，暴露双侧髂总动脉及腹主动脉分叉，继续向上沿腹主动脉走行直达十二指肠横部下缘；再剪开动静脉鞘并游离腹主动脉和腹腔静脉，切除动静脉周围分离后可见的淋巴结或可疑组织，尤其是动脉和静脉之间的淋巴结组织，切除采用超声刀或先双极电凝凝固后再切断。切除淋巴结的范围要求在腹主动脉分叉的上方肠系膜下动脉水平，必要时可以分离至肾静脉平面水平。在切断任何组织之前必须先辨认输尿管，并要求切断组织时要距离其根部（附着部）1cm左右，以便发生血管分支凝固不彻底时，可以有止血的余地。其间要注意防止肾静脉、肠系膜下动静脉和腹腔静脉的损伤。

②骶前淋巴结切除：向下延长腹主动脉淋巴结的切口达骶骨岬水平，提起两侧后腹膜拉向两侧，充分暴露腹膜后间隙和结缔组织，游离切除髂总动静脉表面脂肪和淋巴结组织，特别注意要分清楚髂总静脉的走行和分支，以免损伤，一旦损伤则处理非常困难。淋巴结的切除原则和腹主动脉周围淋巴结切除术相似，一般在组织附着部的10mm以上凝切组织，以免创面出血影响手术操作，同时还要注意不要伤及骶前静脉丛。

③盆腔淋巴结切除。早期子宫内膜癌患者淋巴结转移率较低，不切除淋巴结也不影响生存率。然而，全面的分期手术有利于对患者进行精确的预后评估，淋巴结阴性患者的预后远比淋巴结阳性患者的预后好，故若无手术禁忌和技术限制，最好还是行全面的分期手术，但可根据不同情况对不同患者进行个体化

处理。

用分离钳提起髂外血管表面的血管鞘，用超声刀沿髂外动脉切开血管鞘，直达腹股沟深淋巴结处，再从该处起向下撕脱髂外动静脉鞘组织及周围的淋巴组织，游离至近髂总动脉分叉处，此时有一支营养腰大肌的血管从髂外动脉分出，应镜下双极电凝处理或用超声刀切断。髂外静脉居髂外动脉的后内侧，易损伤，腰大肌表面可见到生殖股神经，自腰大肌前面穿出后沿该肌表面下行，分布于大阴唇及其附近的皮肤，手术中尽量保存该神经，以免引致患者术后出现大腿内侧皮肤的感觉障碍。推开脐动脉根部及髂内动脉，暴露闭孔，在腹股沟韧带后方髂外静脉内侧，髂耻韧带的表面有较大的淋巴结，又称腹股沟深淋巴结，游离后切除。此处可见髂外静脉的分支，要小心处理，一般采用超声刀凝断或双极电凝凝固后切断。切除闭孔窝内的淡黄色的脂肪组织，其间要先游离闭孔血管和闭孔神经，即在脂肪组织内可见一条白色的条索状物穿行其中，此即为闭孔神经，手术中要注意保护，预防损伤。闭孔血管可以采用双极电凝或超声刀进行凝固切断，再完整切除闭孔淋巴组织。

（2）经腹膜外的腹主动脉旁淋巴结切除术。经左侧腹膜外入路患者取平卧位，术者站在患者的左侧，先从脐部置入腹腔镜检查腹腔。于左侧髂嵴内侧约3～4cm切开约1.5cm的皮肤，逐层切开皮下，穿过肌肉层和筋膜，到达腹膜外间隙，用食指分离腰肌和腹膜之间间隙，并找到腰大肌和左侧髂总动脉。于此穿刺孔植入光学视管，并形成气腹，气腹压力控制在14mmHg以下。于左侧髂嵴上2cm处和肋缘下，在腋中线置入分别为5mm和1mm的穿刺器，钝性分离，暴露左髂总、腹主动脉、肠系膜下动脉和左肾静脉，用抓钳和超声刀或双极电凝钳切除淋巴结，清除腹主动脉前方、后方及侧方，以及动静脉之间和双侧髂总淋巴结。但操作困难时，可以在左侧锁骨中线肋缘下再置入5mm穿刺器，以辅助操作。

虽然本途径的操作空间有时更受限制，定位亦更困难。然而，该技术避免了腹腔内操作，术后疼痛及肠梗阻更少。近来一项研究比较了经腹膜外及经腹腔途径行腹腔镜下，盆腔淋巴结切除术的差异，表明在输血率、住院时间、并发症，以及阳性率等方面无差别。除了外科医师的个人偏好及经验外，既往有腹部手术史、肥胖者，为采用经腹膜外途径的指征。

不论腹部或者盆腔手术，手术入路的选择需取决于外科医师的经验及个人偏好。其他一些因素亦将影响手术入路的选择，例如是否肥胖，是否有既往手术史等。我们推荐初学者采用经腹腔途径，然后过渡到两种途径同步进行。

因通道的建立决定了器械操作范围的大小，因此需精心设计以满足手术特殊需要。如下考虑将有助于通道的建立：一般而言，经腹腔途径腹腔镜通过脐部通道置入；经后腹腔途径通过中央通道进入。然而，有时亦有例外，各通道的部位需要精心选择，确保彼此间不过于接近。一般而言，各通道的距离需保证在5mm或者5mm以上。理想的情况为，医师所操纵的两个器械在手术部位成45°～90°角。但当手术野过大时，该角度在不断变换而难以处于理想角度。在这种情况下，需要让镜体与两个操作杆构成三角关系。

2.手术特点及注意点

手术中特别需要注意的是腹主动脉周围淋巴结的切除、盆腔淋巴结和骶前淋巴结切除时要防止血管的损伤，同时要防止对周围及邻近器官的损伤，如遇较大血管的出血应该用双极电凝进行止血。在遇血管的分支时，需要预先脱水凝固处理，不可牵拉过度，否则容易导致血管撕裂而致手术中出血，以致止血困难。一旦发生血管损伤，切不可盲目钳夹而导致更严重的损伤，需要冷静根据情况进行腹腔镜下或开腹手术处理。

在切除闭孔淋巴结时，需要注意防止闭孔神经的损伤，因此，要先辨认清楚闭孔神经的走行，再完整切除闭孔淋巴结。

（五）腹腔镜下大网膜切除术

对于特殊类型的子宫内膜癌，需要行更广泛的手术，以达到彻底治疗疾病的目的。如浆液性腺癌和透明细胞癌，则需要行大网膜切除术。

术前准备与腹腔镜广泛子宫切除术和盆腔淋巴结切除术相同，另外需要放置胃管以降低胃的张力。在做大网膜切除术时，宜采用头高臀低位。

在原有穿刺器的基础上，需要放置如下穿刺器：左侧腋前线肋缘下2cm置入10mm套管为主操作孔，左锁骨中线平脐上2cm置入5mm套管为牵引孔。

1.手术步骤及要点

（1）分离粘连恢复上腹部的解剖结构

如有粘连，则先分离盆腔的粘连，恢复盆腔内各器官、组织的正常解剖位置和结构，以免损伤邻近器官或组织。

（2）切除大网膜

首先将横结肠向下牵引，使胃横结肠间系膜紧张，用超声刀自横结肠上缘切开网膜，从结肠中间部开始向左侧切至脾下极及结肠脾曲，继而向右侧切开，直达横结肠肝曲。分别分离裸化胃网膜右动静脉，紧贴根部用双极电凝处理后切断。在网膜血管弓内游离切断大网膜至结肠脾区，切断胃网膜左动静脉，并裸化胃大弯侧至胃底部。

提起已切开的大网膜，从横结肠中动脉左、右两侧开始，以分离钳进行锐性和钝性解剖剥离结肠系膜前后叶间隙，在此易找到疏松结缔组织间隙，循此间隙容易清楚地剥离、清除结肠系膜前叶及其附着的所有脂肪组织。

（3）切除阑尾

按照开腹手术的方法，先用双极电凝钳处理阑尾系膜及阑尾动脉，直达阑尾根部。

并于距离阑尾根部约1cm处切断并结扎阑尾残端。再于回盲部大肠表面放置阑尾荷包缝线，缝线位于盲肠浆肌层，最后收紧荷包并包埋阑尾残端。

2.手术特点及注意点

在腹腔镜下行阑尾切除术和大网膜切除术，对于妇产科医师而言，有一定的难度，因此术者应该具备外科的基本知识和技能，特别是局部的解剖结构，才能做到胸有成竹，临危不乱。当游离切除大网膜时，一般要求行高位切除，也即切除大网膜到胃底，有可能损伤胃脾韧带及其内的血管，或切断血管时切割过快而致止血效果差，建议采用双极电凝加超声刀的最佳组合。同时与网膜相关或相邻的器官较多，特别是结肠和胰腺及脾脏较易受损，在靠近这些重要器官时一定要小心行事，以免导致严重后果。因此要完成此手术必须具有丰富的腹腔镜手术的经验和丰富的盆腹腔解剖知识，否则难以完成腹腔镜下手术。若有腹腔镜下手术的足够的条件，是可以完成腹腔镜下各种操作的。

第四章　X线成像

第一节　普通X线成像

一、X线成像基本原理与设备

（一）X线的产生和特性

1.X线的产生

X线是由高速行进的电子群撞击物质突然受阻时产生的。因此，它的产生必须具备3个条件：

（1）自由运动的电子群。

（2）电子群以高速运行。

（3）电子群在高速运行时突然受阻。

X线的发生过程是：向X线管灯丝供电、加热，在阴极附近产生自由电子，在X线管两极加以高电压（40～150kV），则电子群以高速由阴极向阳极行进，轰击阳极靶面而发生能量转换，其中1%以下的能量转换为X线，99%以上的能量转换为热能。X线主要由X线管窗口发射，热能由散热设施散发。

2.X线的特性

X线属于电磁波，波长范围为0.0006～50nm。目前用于X线成像的波长为0.008～0.031nm（相当于40～150kV）。在电磁辐射谱中，波长居γ射线与紫外线之间，比可见光的波长短，肉眼看不见。

除以上一般物理特性外，X线还具有以下几方面与X线成像和X线检查相关的特性。

（1）穿透性

X线波长极短，具有很强穿透力，能穿透一般可见光不能穿透的各种不同密度的物体。在穿透过程中，有一定程度的吸收，即衰减X线的穿透力与X线管电压密切相关，电压愈高，所产生的X线波长愈短，穿透力也愈强；反之，其穿透力愈弱。同时，X线穿透力还与被照物体的密度和厚度相关。X线的穿透性是X线成像的基础。

（2）荧光效应

X线能激发荧光物质（如硫化锌镉及钨酸钙等），使波长极短的X线转换成波长更长的可见荧光，这种转换叫做荧光效应。X线的荧光效应是进行透视检查的基础。

（3）感光效应（也称摄影效应）

涂有溴化银的胶片，经X线照射后，感光而产生潜影，经显影、定影处理，感光的溴化银中的银离子（Ag^+）被还原成金属银（Ag），并沉积于胶片的胶膜内。此金属银的微粒，在胶片上呈黑色。而未感光的溴化银在定影及冲洗过程中，从X线胶片上被洗掉，因而显出胶片片基的透明本色。依金属银沉积的多少，便产生了从黑至白不同灰度的影像，所以感光效应是X线摄影的基础。

（4）电离效应

X线通过任何物质而被吸收时，都将产生电离效应，使组成物质的分子分解成正负离子。空气的电离程度与空气所吸收X线的量成正比，因而通过测量空气电离的程度可测X线的量。X线射入人体，也产生电离效应，可引起生物学方面的改变，即生物效应，这是放射治疗的基础，也是进行X线检查时需要注意防护的原因。

（二）X线设备

X线机类型多种多样，基本结构包括X线管、变压器及控制台三部分。

X线管：为一高真空的二极管，杯状的阴极内装有灯丝，阳极由呈斜面的钨或钼靶和附属散热装置组成。变压器：包括降压变压器和升压变压器，控制台：主要为调节电压、电流和曝光时间而设置的电压表、电流表、计时器和调节旋钮等。X线球管、变压器和控制台之间以电缆相连。

影像增强电视系统（IITV）已成为X线机主要部件之一。为了保证X线摄影质量，X线机在摄影技术参数的选择、摄影位置的校正方面，多已计算机化、数字化、自动化。为适应影像检查的需要，除通用型X线机外，还有适用于心血管、胃肠道、泌尿系统、乳腺及介入技术、儿科、手术室等专用的X线机。

（三）X线成像基本原理

X线之所以能使人体组织结构在荧光屏上或胶片上形成影像，一方面是基于X线的穿透性、荧光效应和感光效应；另一方面是基于人体组织结构之间有密度和厚度的差别。由于存在这种差别，当X线透过人体不同组织结构时，被吸收的程度不同，所以到达荧光屏或胶片上的X线量就有差异，这样在荧光屏或X线片上就形成黑白对比不同的影像。

因此，X线图像的形成，基于以下3个基本条件：第一，X线具有一定的穿透力，能穿透人体的组织结构；第二，被穿透的组织结构，必须存在着密度和厚度的差异，X线在穿透过程中被吸收的量不同，以致剩余的X线量有差别；第三，这个有差别的剩余X线，仍是不可见的，还必须经过显像这一过程。

人体组织结构根据密度不同可归纳为3类：

1.高密度

骨组织和钙化灶等。

2.中等密度

软骨、肌肉、神经、实质脏器、结缔组织，以及体液等。

3.低密度

脂肪组织及有气体存在的呼吸道、胃肠道、鼻窦和乳突气房等。

当强度均匀的X线穿透厚度相等、密度不同的组织结构时，由于吸收程度不同，而出现在X线片上（或荧光屏上）显出具有黑白（或明暗）对比、层次差异的X线图像。病变可使人体组织密度发生改变，如肺结核可在低密度的肺组织内产生中等密度的纤维化改变和高密度的钙化影，在胸片上，于肺的黑影的背景上出现代表病变的灰影和白影。因此，组织密度不同的病变可产生相应的病理X线影像。

人体组织结构和器官形态不同，厚度也不一样。厚的部分，吸收X线多，透过的X线少；薄的部分则相反，于是在X线片和荧光屏上显示出黑白对比和明暗差别的影像，所以X线成像与组织结构和器官厚度也有关。

由此可见，组织结构和器官的密度和厚度的差别，是产生影像对比的基础，是X线成像的基本条件。

二、X线图像特点

（一）X线图像为直接模拟灰度图像

X线图像是由从黑到白不同灰度的影像所组成。这些不同灰度的影像以光学密度反映人体组织结构的解剖及病理状态。

（二）X线图像是影像重叠图像

人体组织结构的密度与X线图像上影像的密度是两个不同的概念。前者是指人体组织中单位体积内物质的质量，而后者则是指X线图像上所显示影像的黑白。物质的密度与其本身的比重成正比，物质的密度高，比重大，吸收的X线量多，影像在图像上呈白影；反之，物质的密度低，比重小，吸收的X线量少，影像在图像上呈黑影。因此，图像上的白影与黑影，虽然也与物体的厚度有关，但主要是反映物质密度的高低。在实践中，通常用密度的高与低表述影像的白与黑，如用高密度、中等密度和低密度分别表述白影、灰影和黑影，并表示物质密度的高低。当人体组织密度发生改变时，则用密度增高或密度减低来表述影像的白影与黑影。

（三）X线图像具有放大和失真特点

X线图像是X线束穿透某一部位的不同密度和厚度组织结构后的投影总和，是该穿透路径上各个结构影像相互叠加在一起的影像。例如，后前位X线投影中，既有前部，又有中部和后部的组织结构。X线束是从X线管向人体做锥形投射的，因此X线影像有一定程度的放大和使被照体原来的形状失真，并产生伴影，伴影使X线影像的清晰度降低。

第二节 数字 X 线成像

普通X线成像，其摄影是模拟成像，是以胶片为介质，对图像信息进行采集、显示、存储和传送。X线摄影的缺点是：摄影技术条件要求严格，曝光宽容度小；照片上影像的灰度固定不可调节；图像不可能十分清晰显示各种密度不同的组织与结构，密度分辨力低；在照片的利用与管理上也有诸多不便。为此，将普通X线成像改变为数字X线成像（DR）非常必要。

一、数字 X 线成像基本原理与设备

数字X线成像是将普通X线摄影装置或透视装置与计算机相结合，使X线信息由模拟信息转换为数字信息，得到数字图像的成像技术。数字X线成像依其结构上的差别可分为计算机X线成像（CR）、数字X线荧光成像（DF）和平板探测器数字X线成像（DR）。

（一）CR

CR是以影像板（IP）代替X线胶片作为介质。IP板上的影像信息要经过读取、图像处理和显示等步骤，才能显示出数字图像。

透过人体的X线，使IP感光，在IP上形成潜影。用激光扫描系统读取，经光电倍增管转换成电信号，再由模拟/数字转换器转换成数字影像信息。数字影像信息经图像处理系统处理，可在一定范围内调节图像。

数字信息经数字/模拟转换器转换，于荧屏上显示出人眼可见的灰阶图像，还可打印在胶片上或用磁带、磁盘和光盘等保存。

CR设备，除X线机外，主要由IP板、图像读取、图像处理、图像记录、存储和显示装置及控制和登记用的计算机等组成。

CR与普通X线成像比较，重要的改进是实现了数字X线成像。其优点是提高了图像密度分辨力与显示能力；完善了图像后处理功能，增加了信息的显示功

能；降低了X线曝光量；曝光宽容度加大；既可摄成照片，还可用磁盘或光盘存储；还可将数字信息转入PACS中。但是CR成像速度慢，整个过程所需时间以分钟计算；无透视功能；图像质量仍不够满意。综上可见，CR发展前景不乐观，将由平板探测器数字X线成像所代替。

（二）DF

DF是用IITV代替X线胶片或CR的IP板作为介质。影像增强电视系统荧屏上的图像用高分辨力摄像管行序列扫描，把所得连续视频信号转为间断的各自独立的信息，形成像素，复经模拟/数字转换器将每个像素转成数字，并按序列排成数字矩阵。这样，IITV上的图像就被像素化和数字化了。DF具有透视功能，最早应用于DSA和DR胃肠机，DF与CR都是将模拟的X线信息转换成数字信息，但采集方式不同。CR用IP板，DF用IITV，它们在图像显示、存储及后处理方面基本相同，DF与CR都是先将X线转换成可见光，再转成电信号。由于要经过摄像管或激光扫描转换成可见光，再行光电转换的过程，信号损失较多，所以图像不如平板探测器数字X线成像那样清晰。为了区别，将CR及DF称为间接数字X线成像，而将平板探测器数字X线成像称为直接数字X线成像。

（三）DR

DR用平板探测器将X线信息转换成电信号，再行数字化，整个转换过程都在平板探测器内完成。不像DF或CR，没有经过摄像管或激光扫描的过程，所以X线信息损失少，噪声小，图像质量好。DR成像时间短，可用于透视和实行时间减影的DSA，扩大了X线检查的范围。

可用于实际的平板探测器中的一种为无定型硅碘化铯平板探测器，是在玻璃基底上固定有低噪声的半导体材料制成的无定型硅阵列部件，其表面覆有针状碘化铯闪烁晶体。在平板探测器内，X线信号转换成的光信号经硅阵列及光电电路转换成电信号，再转换成数字信号。

另一种平板探测器是在无定型硅表面覆以光电导体的硒层，使X线信号直接转换为电信号。但其转换率不高，硅材料不够稳定，不能行快速采集。此外，还有直线阵列氙微电离室组成探测器作为介质的。平板探测器数字X线成像图像质量好、成像快，其发展前景好。

（四）DR 的临床应用

CR、DF与DR都是数字X线成像，都有数字成像的共同优点，与普通X线成像比较，有明显的优势。

数字图像与普通X线图像都是所摄部位总体的叠加影像，普通X线能摄照的部位也都可行数字成像，对图像的解读和诊断也与传统的X线图像相同，只不过数字图像是由一定数目（比如1024×1024）的像素所组成，而普通X线图像则是由银颗粒所组成。数字成像对骨结构及软组织的显示优于普通X线成像，还可行矿物盐含量的定量分析，对肺结节性病变的检出率也高于普通X线成像。数字胃肠双对比造影在显示胃小区、微小病变及肠黏膜皱襞方面也优于普通的X线造影。

从图像质量、成像速度、摄照条件的宽容度和照射剂量等方面对CR、DF及DR进行比较，结论是：CR图像质量差，成像时间长，工作效率低，不能做透视；DF成像时间短，可行透视，多用于血管造影、DSA和胃肠造影，其缺点是DF设备不能与普通的X线装置兼容；而DR则有明显的优势，但目前价格较为昂贵。

二、数字减影血管造影

血管造影是将水溶性碘对比剂注入血管内，使血管显影的X线检查方法，由于存在血管与骨骼及软组织重叠而影响血管的显示。数字减影血管造影（DSA）是利用计算机处理数字影像信息，消除骨骼和软组织影像，使血管显影清晰的成像技术。在血管造影中其应用已很普遍。

（一）DSA 成像基本原理与设备

数字成像是DSA成像的基础。数字减影的方法有几种，常用的是时间减影法，介绍如下。

经导管向血管内团注水溶性碘对比剂，在对比剂到达其感兴趣血管之前和血管内出现对比剂、对比剂浓度处于高峰和对比剂被廓清这段时间内，使检查部位连续成像。在这系列图像中，取一帧血管内不含对比剂的图像作为蒙片，另取一帧含有对比剂的图像（这两帧图像称为减影对），用这两帧图像的数字矩阵，经计算机行数字减影处理，使骨骼及软组织的数字相互抵消。这样，经计算机行减影处理的数字矩阵再经数字/模拟转换器转换为图像，则骨骼及软组织影像被消除掉，只留有清晰的血管影像，达到减影目的。此种减影图像因在不同时间所得，故称时间减影对。血管内不含对比剂的图像作为蒙片，可同任一帧含对比剂的图像作为减影片，进行减影处理，于是可得到不同期相的DSA图像。时间减影法所用的各帧图像是在造影过程中所得，任何运动均可使图像不尽一致，造成减影对的图像不能精确重合，即配准不良，致使血管影像不够清晰。

DSA设备主要数字成像系统，采用DF，先进设备则用平板探测器代替IITY。显示矩阵为1024×1024。行二维信息采集以实现三维图像显示，明显提高了DSA的显示功能。

（二）DSA检查技术

根据将对比剂注入动脉或静脉，DSA检查可分为动脉DSA（IADSA）和静脉DSA（IVDSA）。由于IADSA血管成像清楚，对比剂用量少，所以现在都用IADSA。

动脉DSA的操作是：将导管插入动脉后，向导管内注入肝素以防止导管凝血。将导管尖插入感兴趣动脉开口，导管尾端接压力注射器，团注对比剂。注入对比剂前，将影屏对准检查部位。于造影前及整个造影过程中，根据需要以每秒1帧或更多的帧频，摄照了7~10s。经操作台处理即可得IADSA图像

（三）DSA的临床应用

DSA由于没有骨骼与软组织影的重叠，使血管及其病变显示更为清楚，已代替了一般的血管造影。用选择性或超选择性插管，可很好地显示小血管及小病变，可实现观察血流的动态图像，故已成为功能检查的手段。DSA可用较低浓度的对比剂，用量也可减少。

DSA适用于心脏大血管的检查。对心内解剖结构异常、主动脉夹层、主动脉瘤、主动脉缩窄和分支狭窄，以及主动脉发育异常等显示清楚。DSA对冠状动脉也是最好的显示方法，显示颈段和颅内动脉清楚，用于诊断颈段动脉狭窄或闭塞、颅内动脉瘤、动脉闭塞和血管发育异常，以及颅内肿瘤供血动脉的观察等，对腹主动脉及其分支及肢体大血管的检查，DSA也同样有效。

DSA设备与技术已相当成熟，已实现快速三维旋转实时成像，实时的减影功

能，可动态地从不同方位对血管及其病变进行形态和血流动力学的观察。对介入技术，特别是血管内介入技术，DSA更是不可缺少。

第三节　X线检查技术

人体组织结构的密度是不同的，这种组织结构密度上的差别，是产生X线影像对比的基础，称为自然对比。对于缺乏自然对比的组织或器官，可人为引入一定量的在密度上高于或低于它的物质，使之产生对比，这一过程称为人工对比。自然对比和人工对比是X线检查的基础。X线检查方法分为普通检查、特殊检查和造影检查三类。

一、普通检查

普通检查包括荧光透视（简称透视）和X线摄影，透视现已少用，主要应用于胃肠道造影检查。

（一）荧光透视

采用影像增强电视系统，影像亮度强，效果好。透视时可转动患者体位，改变方向进行多轴位观察；可了解器官的动态功能，如心、大血管搏动、膈肌运动及胃肠蠕动等；操作方便；费用低；可立即得出诊断结论。现多用于胃肠道钡剂检查，但透视的影像对比度及清晰度较差，难以观察密度差别小的病变以及密度与厚度较大的部位，例如头颅、脊柱、骨盆等。缺乏客观记录也是其缺点之一。

（二）X线摄影

X线摄影对比度及清晰度均较好；能使密度高、厚度较大的部位或密度差别较小的病变显影。常须做两个方位摄影（例如正位及侧位），才能确定病变的部位。

二、特殊检查

特殊检查有软射线摄影、体层摄影、放大摄影和荧光摄影等。自CT等现代成像技术应用以来，只有软射线摄影还在应用。

软射线摄影采用能发射软X线，即波长较长（平均波长为0.07nm）的钼靶X线球管，常用电压为22～35kV，用于检查软组织，主要是检查女性乳腺。为了提高图像分辨力，以便查出微小癌，软线摄影装备及技术有很多改进，包括乳腺钼靶体层摄影、数字乳腺摄影、乳腺数字减影血管造影，并开展立体定位和立体定位针刺活检等。

三、造影检查

对缺乏自然对比的组织结构或器官，可将密度高于或低于该结构或器官的物质引入器官内或其周围间隙，使之产生对比以显影，此即造影检查；引入的物质称为对比剂，也称造影剂。造影检查的应用，扩大了X线检查的范围。

（一）对比剂

将对比剂分为高密度和低密度对比剂两类。高密度对比剂有钡剂和碘剂，低密度对比剂为气体，目前已很少用。

钡剂为医用硫酸钡粉末，加水和胶配成不同浓度的钡水混悬液，主要用于食管及胃肠造影。

碘剂分有机碘和无机碘两类，后者基本不用。

将有机水溶性碘剂直接注入动脉或静脉可显示血管，用于血管造影和血管内介入技术，经肾排出，可显示肾盂及尿路，还可做CT增强检查等。

水溶性碘剂分两型：

1.离子型

如泛影葡胺。

2.非离子型

如碘苯六醇、碘普罗胺和碘必乐等。离子型对比剂具有高渗性，可引起毒性反应。非离子型对比剂，具有相对低渗性、低黏度、低毒性等优点，减少了毒性反应，适用于血管造影及CT增强扫描等。

（二）造影方法

1.直接引入法

直接引入法包括：口服法，如食管及胃肠钡餐造影；灌注法，如钡剂灌肠造影、逆行尿路造影及子宫输卵管造影等；穿刺注入或经导管直接注入器官或组织内，如心血管造影和脊髓造影。

2.间接引入法

间接引入法如经静脉注入后，对比剂经肾排入泌尿道内，而行静脉肾盂造影。

四、检查前准备及造影反应的处理

各种造影检查都有相应的检查前准备和注意事项，必须认真准备，以保证检查满意和患者的安全。应备好抢救药品和器械，以备急用。

在对比剂中，钡剂较安全。造影反应中，以碘剂过敏较为常见，偶尔较严重，使用碘对比剂时，要注意：

（1）了解患者有无用碘剂禁忌证，如严重心、肾疾病及甲亢和过敏体质等。

（2）做好解释工作，争取患者合作。

（3）碘剂过敏试验，如阳性，不宜造影检查。但应指出，过敏试验阴性者也可发生反应。因此，应有抢救过敏反应的准备与能力。

（4）严重反应，包括周围循环衰竭和心脏停搏、惊厥、喉水肿和哮喘发作等，应立即终止造影，并进行抗休克、抗过敏和对症治疗，呼吸困难应给氧，周围循环衰竭应注射去甲肾上腺素，心脏停搏则须立即进行体外心脏按压。

五、X线检查方法的选用原则

X线检查方法的选用，应在了解各种X线检查方法的适应证、禁忌证和优缺点的基础上，根据临床初步诊断和诊断需要来决定。应当选择安全、简便而又经济的方法。因此，应首先用普通检查，再考虑造影检查，但也非绝对，如胃肠检查，首先就要选用钡剂造影。有时需要使用两三种检查方法。对于可能发生反应和有一定危险的检查方法，选择时更应严格掌握适应证，不可滥用，以免给患者带来损失。

六、X线检查中的防护

X线检查应用很广，因此，应该重视X线检查中患者和工作人员的防护问题。

X线照射人体将产生一定的生物效应，若接触的X线量超过允许辐射量，就可能产生放射反应，甚至放射损害；若X线量在允许范围内，则少有影响。因此，不应对X线检查产生疑虑或恐惧，而应重视防护，控制X线检查中的辐射量，并采取有效的防护措施，合理使用X线检查，避免不必要的X线辐射，以保护患者和工作人员的健康。

随着X线设备的改进，高千伏技术、影像增强技术、高速增感屏和快速X线感光胶片的使用，X线辐射量已显著减少，放射损害的可能性也越来越小。但是仍应加以注意，尤其应重视对孕妇、小儿患者和长期接触射线的工作人员，特别是介入放射学工作者的防护。

七、放射防护的方法和措施

（一）技术方面

可以采取屏蔽防护和距离防护方法。前者使用铅或含铅的物质，作为屏障，以吸收掉不必要的X线，如通常采用的X线管壳、遮光筒和光圈、滤过板、荧屏后的铅玻璃、铅屏、铅橡皮围裙、铅橡皮手套、墙壁等。后者利用X线量与距离平方成反比这一原理，通过增加X线源与人体间距离以减少辐射量，这是最简易有效的防护措施。

（二）患者方面

应选择恰当的X线检查方法，每次检查的照射次数不宜过多，除诊治需要外，不宜在短期内做多次重复检查。在投照时，应当注意照射范围及照射条件。对照射野相邻的性腺，应用铅橡皮加以遮盖。

（三）放射工作者

应遵照国家有关放射防护卫生标准的规定，制定必要的防护措施，正确进行

X线检查的操作，认真执行保健条例，定期监测放射线工作者所接受的剂量。在行介入放射技术操作中，应避免不必要的X线透视与摄影，应采用数字减影血管造影设备、超声和CT等进行监视。

第五章　MRI 成像

第一节　MRI 的基本原理

生物体组织能被电磁波谱中的短波成分（如X线）穿透，但能阻挡中波成分如紫外线、红外线及微波。令人惊异的是，人体组织允许磁共振产生的长波成分如无线电波穿过，这是磁共振能用于临床的基本条件之一。

磁共振（MR）实际上是指核磁共振（NMR）。由于害怕"核"字引起某些人的误解与疑惧，目前通称为磁共振（MR）。核子自旋运动是自然界的普遍现象，也是核磁共振的基础。"磁"有两个含义。

（1）磁共振过程发生在一个巨大外磁体的孔腔内，它能产生一个恒定不变的强大的静磁场（B_0）。

（2）在静磁场上按时叠加另外一个小的射频磁场以进行核激励并诱发核磁共振（B_1）；还要叠加一个小的梯度磁场以进行空间描记并控制成像。

"共振"是借助宏观世界常见的自然现象来解释微观世界的物理学原理。例如一个静止的音叉在另一个振动音叉的不断作用下即可能引起同步振动，先决条件是两个音叉固有的振动频率相同。核子间能量的吸收与释放亦可引起共振，处于低能级的氢质子吸收的能量恰好等于能级差即跃迁到高能级水平，释放的能量恰好等于能级差又可跌落回低能级水平，核子这种升降波动是在一个磁场中进行的，故称之为"核磁共振"。

从人体进入强大的外磁场（B_0），到获得清晰的MR图像，人体组织与受检部位内的每一个氢质子都经历了一系列复杂的变化。

（1）氢质子群体的平时状态：在无外磁场B_0的作用下，平常人体内的氢质子杂乱无章地排列着，磁矩方向不一，相互抵消。

（2）在外加磁场中的氢质子状态：人体进入强大均匀的外加磁场B_0中，体内所有自旋的混乱的氢质子，其磁矩将重新定向，按量子力学规律纷纷从杂乱无章状态变成顺着外磁场磁力线的方向排列，其中多数与B_0磁力线同向（处于低能级），少数与B_0磁力线逆向（处于高能级），最后达到动态平衡。

（3）通过表面线圈从与B_0磁力线垂直的方向上施加射频磁场（RF脉冲），受检部位的氢质子从中吸收了能量并向X、Y平面上偏转。

（4）射频磁场（RF脉冲）中断后氢质子放出它们吸收的能量并回到Z轴的自旋方向上。

（5）释出的电磁能转化为MR信号。

（6）在梯度磁场（由梯度线圈发出）辅助下MR信号形成MR图像。

第一节　MRI的适应证与禁忌证

磁共振扫描主要使用强磁场与射频脉冲，目前使用的磁场强度为0.15～2.0T（相当于1500～20000Gs）。使用强磁场的目的是使人体组织内的原子核磁化。使用射频脉冲的目的是给予磁化的原子核一定的电磁能。人体原子核接受了电磁能在弛豫过程中又释放出来，并形成磁共振信号，电子计算机将MR信号收集起来，按强度转换成黑白灰阶，按位置组成二维或三维的形状，灰阶与形状最终组成MR图像，供临床诊断与分析。由此可见，磁共振检查不像CT扫描那样要受到X线的辐射损伤，它是一种崭新的无创性的影像学检查手段，对患者既安全又可靠，不会造成任何损害。

一、患者受检前的准备

在进入强磁场检查室之前，医生应对患者做适当的解释工作，以消除其思想顾虑。

（1）详细询问现病史与既往史，结合申请单上临床医师查出的症状、体征、实验室检查及拟诊，确定扫描部位及层面选择，以便有的放矢地查出病变的部位、范围与性质。

（2）询问并检查患者是否有心脏起搏器、神经刺激器、人工心脏瓣膜、眼球异物及动脉瘤夹，发现这些物品者不要进行检查。

（3）进入检查室前，取下患者身上的一切金属物品，如假牙、发卡、戒指、耳环、钥匙、钢笔、手表、硬币等，这些物体会造成金属伪影，影响成像质量。信用卡、磁盘、磁带也应取下，否则会发生去磁损坏。检查眼部前应洗掉眼影等化妆品，检查盆腔应取出妇女卫生巾及避孕环，否则也会因伪影而影响诊断。

（4）幼儿、烦躁不安与幽闭恐惧症患者应给予适量镇静剂，如水合氯醛、安定等。

（5）使患者尽量舒适地平卧在检查台上，盖上棉毯以保持温暖。

（6）预先向患者解释检查过程中的一些现象，如梯度场启动会有噪声，使患者能安心静卧，平稳呼吸，如有不适可用话机与医生交谈。

（7）中风脑瘤伴颅高压者应先采取降颅压措施，否则患者仰卧会因喷射性呕吐而造成窒息与吸入性肺炎。由于检查时间较长，为预防意外，可侧卧位扫描。

二、安全性问题

由于磁共振采用强磁场，在使用过程中需特别注意以下几个问题。

（1）医用磁共振扫描仪的场强均在2.0T以下，对人体并无有害的生物学效应。虽然梯度磁场引起的场强变化可使受激励组织发生生物电流感应，但电流强度十分微弱，远远低于能够刺激心脏、神经细胞与肌肉纤维所需要的强度。目前认为，外磁场强度应限制在2.0T以下，启动梯度磁场应限制在3.0T/s以下，射频脉冲的功率应限制在0.4W/kg以下。

（2）即使微弱的磁场也足以造成心脏起搏器及神经刺激器失灵，因此带有上述装置者禁止进入磁共振室。

（3）在强磁场内的射频脉冲可使受检组织与植入体内的金属物体温度轻微上升。较大的金属物，如人工髋关节与哈氏棒，具有导电性，温度可上升1~2℃。

（4）动脉瘤夹含镍量较高，在强磁场中会产生较大的扭矩，有导致动脉瘤破裂的危险。

（5）迄今尚未发现医用磁共振设备引起人体基因的变异或婴儿发育障碍，但检查妊娠期妇女应十分慎重，一定要做磁共振者应尽量减少射频次数及发射时间。

（6）心电监护仪、人工呼吸机、心脏起搏器等抢救设备不能进入强磁场的检查室，因此危重患者应避免在抢救期受检。

（7）超导型MR扫描仪采用液氢与液氮制冷，密封管道一旦漏气，氢气上升，氮气下沉，使正常空气层逐渐变窄，影响患者的氧供，应随时注意检查。

三、中枢神经系统磁共振检查的适应证

中枢神经系统位置固定，不受呼吸、心跳、胃肠蠕动及大血管搏动的影响，运动伪影很少，而磁共振又无骨质伪影的干扰，所以MR对脑与脊髓病变的效果最佳。中枢神经系统的器质性病变往往都有相应的磁共振特征，有的表现为形态学改变，有的表现为信号异常，有的形态与信号均有改变，结合病史、临床改变与化验检查，大多数病例可以做出定位与定性诊断。

（一）脑血管病变

（1）缺血性中风如动脉粥样硬化性脑梗死、腔隙性脑梗死、分水岭脑梗死等，MR均比CT敏感而特异。MR对显示出血性梗塞有独特的价值。

（2）出血性中风如大灶性脑出血、小灶性脑出血、脑叶出血、蛛网膜下腔出血、硬膜外血肿、硬膜下血肿等，MR均可显示。在高场强条件下MR能显示血肿内含氧血红蛋白、脱氧血红蛋白、正铁血红蛋白、含铁血黄素等生化改变，能将血肿进行准确的分期诊断。

（3）双重性中风，既有脑出血又有脑梗死，在MR上显示得最清楚。

（4）脑动脉瘤、动静脉畸形均表现为流空血管影。MR能显示DSA与CT均不显影的隐性血管畸形，尤其是海绵状血管瘤。

（5）静脉窦血栓形成在MR上可以确诊。

（二）感染与炎症

各种细菌、病毒、真菌性脑炎与脑膜炎，结核性脑膜炎与肉芽肿在MR上均可显示，注射顺磁性对比剂Gd-DTPA对定性诊断更有价值。对弓形虫脑炎、脑

囊虫病、脑包虫病可做定性诊断，并能分期分型。

（三）脑部退行性病变

MR显示皮质性、髓质性、弥漫性脑萎缩优于CT。MR能诊断原发性小脑萎缩与橄榄体桥脑小脑萎缩。MR能显示动脉硬化性皮层下脑病、Alzheimer与Pick病、Huntington舞蹈病、Wilson病、Leigh病、CO中毒、霉变甘蔗中毒、甲旁低及Fahr氏病。MR能显示帕金森综合征、Shy-Dmger综合征、运动神经元病的异常铁沉积。

（四）脑白质病变

MR对诊断多发性硬化、视神经脊髓炎、Balo同心圆性硬化、弥漫性硬化有重要价值。MR可确诊异染性白质营养不良、肾上腺白质营养不良等髓鞘发育障碍。

（五）颅脑肿瘤

脑瘤在MR上有形态学与异常信号两种改变，除占位效应外多数脑瘤呈长T1与长T2信号。脂肪瘤与含三酸甘油酯的胆脂瘤、畸胎瘤内有特征性的短T1高信号。恶性黑色素瘤有特征性的短T1短T2信号。MR显示肿瘤内出血尤为敏感。注射Gd-DTPA可分辨胶质瘤的恶性程度，并能分辨瘤组织与水肿区。

（六）颅脑外伤

脑挫裂伤内的软化坏死与出血灶在MR上泾渭分明。外伤性脑内血肿、蛛网膜下腔出血、硬膜外或硬膜下血肿在MR上显影清晰且持时长久。

（七）脑室与蛛网膜下腔病变

MR能显示室间孔与中脑导水管，因而易于分辨梗阻性或交通性脑积水。MR显示蛛网膜囊肿、室管膜囊肿、脑室内肿瘤、脑室内囊虫、蛛网膜下腔囊虫等均很敏感。

（八）颅脑先天性发育畸形

MR是显示发育畸形最敏感而准确的方法，如大脑或小脑发育不良、脑灰质异位症、胼胝体发育不良、神经管闭合障碍、Dandy-walker综合征、Chlari畸形、结节性硬化、神经纤维瘤病等。

（九）脊髓与脊椎病变

从矢状面、轴面与冠状面上直接显示脊髓与脊椎（包括间盘）是MR的突出贡献。脊椎骨折、间盘损伤与脊髓受累的关系在MR上一目了然。MR能对颈椎病进行分期与分型诊断。MR显示椎管狭窄、腰椎间盘病变、脊髓结核与转移瘤相当清楚。MR直接显示脊髓空洞、脊髓动静脉畸形、髓内出血、硬膜下或硬膜外血肿、蛛网膜囊肿均很清晰。MR显示髓内与髓外肿瘤均优于CT，还可显示肿瘤性脊髓空洞、瘤内出血与囊变，增强MR可勾画出肿瘤侵犯的具体范围。

四、体部磁共振检查的适应证

磁共振对软组织的分辨力明显优于CT，能直接显示血管结构，能显示铁质等顺磁性物质，能分辨脂质与含水组织，这是它在体部脏器与骨骼关节肌肉系统得以推广应用的基本优势。附加呼吸门控与心脏门控技术使磁共振可以检查肺脏与心脏，并提高腹部脏器的分辨力。但磁共振扫描时间长，检查腹部脏器时胃肠运动伪影造成的干扰较大。为提高肺与心脏的分辨率需加用较为复杂的门控技术以抑制运动伪影。因而腹部MR扫描在某些方面并不比CT扫描优越。

（一）五官与颈部病变

由于MR的软组织分辨力高，可进行矢、冠、轴多方位扫描，又无骨质伪影的干扰，在检查眼部、鼻窦、内耳、鼻咽、喉与颈部病变方面比CT优越；但在显示上述部位的骨质受累方面不如CT。

（二）肺与纵隔病变

肺与纵隔的磁共振检查需加呼吸与心脏门控。由于MR可行冠状与矢状面扫描，因而具备了常规X线的优点。由于MR可行轴面扫描，因而具备了CT扫描的优点。像CT一样，MR善于显示肺与纵隔内的肿瘤与淋巴结肿大，MR还可直接分辨纵隔内的大血管与淋巴结。肺内炎症、结核、纤维化、肺大疱、胸腔积液、支气管扩张等病变，在MR上均可显示。

（三）心脏与大血管病变

心脏与大血管磁共振检查需加心电门控。由于快速流空效应，心腔与大血管均呈无信号黑影，其内的肿瘤呈软组织影，其内的血栓呈正铁血红蛋白独特的高信号。MR可直接显示主动脉瘤、主动脉夹层动脉瘤等大血管病变。MR能直接显示肥厚型心肌病、充血性心肌病、缩窄性心肌病、心包积液及室壁瘤。急性与慢性心肌梗死区呈长T1与长T2异常信号。MR能显示风心病瓣膜改变，并能显示前负荷与后负荷增加所致的继发性改变。对各种先天性心脏病变如室间隔或房间隔缺损、法洛四联症、马方综合征等病理改变在MR上必须选择适当的层面才能显示。

（四）肝胆系统病变

MR能诊断肝囊肿、肝海绵状血管瘤、肝癌、肝转移癌。MR对鉴别海绵状血管与肝癌（包括转移癌）有特别重要的价值，少数CT增强动态扫描难以确诊的海绵状血管瘤在MR重度T2加权像上可以与肝癌明确地加以鉴别。MR诊断肝硬化可以借用CT的所有标准，但MR可以直接显示食管与胃的静脉曲张。MR在显示急性肝炎方面优于CT，但诊断脂肪肝却不如CT，因为脂肪肝内脂肪成分与含水成分的化学位移信号相互抵消，使信号变化反而减弱。

MR诊断急慢性胆囊炎可以借用CT的诊断标准，T1加权像与CT所见雷同。MR可鉴定胆囊浓缩胆汁的能力，有助于鉴别急性与慢性胆囊炎。MR显示胆囊癌与CT类似。MR诊断胆石症似不如CT敏感，CT上胆石呈高密度，而MR上胆石呈低信号。

MR显示梗阻性黄疸的作用与CT相同，也能区分梗阻的部位，从而区分出低位梗阻性黄疸与高位梗阻性黄疸。胆道扩张在CT上呈低密度，在MR上呈长T1长T2异常信号。对肝内胆管扩张MR优于CT，因为CT上扩张的胆管与肝内静脉皆呈低密度，而在MR上肝内静脉呈流空低信号，而淤滞的胆管呈长T2信号。

（五）胰病变

胰是MR检查中比较薄弱的环节，由于MR扫描时间长，胃肠蠕动伪影的干扰较大。胰周围为脂肪，其后有大血管，其前有含气肠腔，因而化学位移伪影的干扰也比较大。MR可以沿袭CT的标准显示胰腺癌、胰岛细胞瘤、急性胰腺炎、慢性胰腺炎与假囊肿形成，但并不比CT的影像清晰。

（六）肾与泌尿系统病变

肾周围为脂肪，后者呈短高信号。肾为含水脏器，在与脂肪的交界面上因化学位移伪影，可勾画出肾的轮廓，在冠状面上尤其清晰。MR可以显示肾脏的肿瘤、囊肿、肾盂积水等CT可以显示的病变。MR显示输尿管与膀胱病变与CT雷同，但显示结石并不优于CT。

（七）盆腔病变

MR显示男性盆腔与女性盆腔病变均略优于CT，因盆腔脏器不受运动伪影的干扰，MR又能直接区分流空的血管与肿大的淋巴结，因而盆腔肿瘤、炎症均显影清晰。

（八）关节肌肉病变

MR显示关节肌肉系统的病变明显优于CT，对关节软骨与韧带损伤的显示更为其他影像学检查所无法比拟，因此关节肌肉病变的MR检查日益普及。

五、磁共振检查的禁忌证

磁共振采用高场强扫描成像，为防止发生意外，下列情况应视为禁忌证。

（1）带有心脏起搏器及神经刺激器者。

（2）曾做过动脉瘤手术及颅内带有动脉瘤夹者。

（3）曾做过心脏手术，并带有人工心脏瓣膜者。

（4）有眼球内金属异物或内耳植入金属假体者。

下述情况检查时应慎重对待。

（1）体内有各种金属植入物的患者。

（2）妊娠期妇女。

（3）危重患者需要使用生命支持系统者。

（4）癫痫患者。

（5）幽闭恐惧症患者。

第三节　MR 检查技术

一、中枢神经系统磁共振扫描技术

（一）颅脑 MRI 扫描技术

1.适应证

（1）颅脑外伤：尤适用于CT检查阴性者。

（2）脑血管性疾病：脑梗死、脑出血、脑血管畸形。

（3）颅内占位性病变：良恶性肿瘤、囊肿等。

（4）颅内感染与炎症。

（5）脑部退行性病变。

（6）脑白质病变。

（7）颅脑先天性发育异常、脑积水、脑萎缩。

（8）颅骨骨源性疾病。

2.检查技术

（1）线圈与序列：可用头颅正交线圈或多通道磁敏感线圈。常规序列组合：横断面（Tra）T1WI、T2WI、T2W—FLAIR+矢状面（Sag）T2WI或WI或冠状面（Cor）T1WI。必要时加做T2*WI、扩散加权序列（DWI）或脂肪饱和（FS）技术。

T2WI及T1WI为首选序列，T2W—FLAIR序列为抑制自由水信号的T2加权序列，它可以获得脑脊液为低信号的T2加权像，对病灶更敏感，并能检出被脑脊液掩盖的病灶，如蛛网膜下腔出血。因此，常规应用这三个序列做颅脑成像。

T2*WI对急性脑出血较敏感。T2W—FLAIR及DWI序列对脑梗死较敏感，尤其DWI对早期脑梗死最敏感。对T1WI及T2WI序列均显示为高信号时，应加用脂肪抑制技术的加权，以鉴别高信号病灶成分是否为脂肪。

Gd-DTPA对比剂增强扫描，采用T1WI序列做横断面、矢状面及冠状面扫描。由于T1WI像上脂肪及Gd-DTPA增强区域均为高信号，应加用脂肪抑制技术，以抑制脂肪高信号。

（2）扫描方法：采用标准头部成像体位，仰卧位，头先进，头置于线圈内，眉间线对线圈中心，定位线对线圈中心标线及眉间线。锁定定位线，将定位中心送进磁体扫描中心。MRI对体位摆置的要求，一般较宽松，以舒适为主，以适应长时间检查。

（3）成像方位：首先采用3plan快速定位成像序列同时扫出横断面、矢状面、冠状面三个平面定位图，再在上面的定位图上设置不同的成像。

①横断面成像：在矢状面定位像上设置横断面扫描层面，一般使横断面扫描层面平行于前-后联合连线，在冠状面定位像上使横断面扫描层面平行于两侧颞叶底部连线，在横断面定位像上调整视野范围。横轴面成像范围包含鼻咽、小脑至颅顶。可在扫描层面范围下方设置预饱和带，消除血流搏动伪影。

②矢状面成像：在横断面图像上设置矢状面成像，使成像层面与大脑正中矢状裂平行，在冠状位定位像上与大脑正中矢状裂、脑干及延髓平行，在矢状位定位像上调整视野范围。矢状面成像范围视病情包含病灶或全脑。

③冠状面成像：在横断面图像上设置冠状面成像，使成像层面与大脑正中矢状裂垂直，在矢状位像上使冠状成像层面与脑干大致平行，在冠状位定位像上调整视野。冠状面成像范围视病情包含病灶或全脑。

（4）增强扫描：常用对比剂Gd-DTPA，常规剂量为0.1mmol/kg体重，以0.5~1.0mL/s速度静脉注射后，作横断面、矢状面、冠状面1WI+脂肪抑制成像。扫描层面保持与平扫一致。

（5）扫描参数：基本参数：FOV200~250mm，层厚5~8mm，层间隔为相应层厚的10%~20%，矩阵（128~400）×（256~512）。序列参数：SE—T1WI序列 TR300~800ms，TE5~30ms；SE—T2WI序列 TR2000~4000ms，TE80~120ms；T2—FLAIR序列 TR2000~4000ms，TE80~120ms，TI1500~2500ms；

FLAIR序列T1700～1000ms，余同SE—T1WI。相位编码方向：横断面成像取左右向，矢状面成像取前后向，冠状面成像取左右向。

（6）图像处理：常规成像一般不需要特殊后处理。

（二）颅脑MRA扫描技术

1.适应证

可用于显示动脉瘤、血管狭窄和闭塞、动静脉畸形及其供血动脉和引流静脉；可以显示脑血管内动脉期、毛细血管期和静脉期；可显示肿瘤血管的血供情况及肿瘤压迫邻近血管结构并使之移位的情况，为外科手术方案的制订提供更多的信息。

2.检查技术

颅脑MRA应以颅脑MRI为基础，先行MRI成像，再行MRA成像。颅脑MRA成像序列，可采用3D/2D—TOF—MRA、3D/2D—PC—MRA及3D—CEMRA技术成像。

（1）3D—TOF—MRA：主要用于流速较快的动脉血管成像。

①线圈与序列：选用头颅线圈或头颈联合阵列线圈，3D—TOF—FLASH快速梯度回波序列。

②扫描方法

A.体位：同颅脑MRI。

B.成像方位：在矢状面图像上设置3D—TOF—MRA横断面扫描块，层面与多数颅内动脉走行垂直或成角，或与前-后联合连线平行，在冠状面像上与两侧颞叶底部连线平行，在横断面像上调整视野。成像层数根据MRI图像所示病情而定。可单个3D块，也可多个3D块重叠衔接扫描。预饱和带设置在颅顶，以饱和矢状窦及其引流静脉血流。运用流动补偿技术，以增强血流信号及消除流动伪影。对动静脉畸形病例，取消预饱和带，可同时显示动静脉畸形的动脉、畸形血管及引流静脉。3D—TOF—MRA层面设置，一般尽量使层面与成像部位中多数血管相垂直，以使血流达到最高信号强度，3D块的厚薄及位置应尽量包含病变血管范围。由于受TR、翻转角及流速的影响，血流流经一定距离后，逐渐产生饱和效应，信号逐渐减弱。因此，3D块越厚，血管远端及分支信号则越弱。

改善这种状况的几种方法：

a.信号等量分配技术，在成像过程中逐渐加大翻转角，接近流入方向部分，流入效应较强，血流质子多未饱和，可用小的翻转角激励，逐渐向流出方向，血流质子逐渐饱和，需逐渐加大翻转角，以产生较大的信号，此技术又称倾斜优化无饱和激励（TONE）。

b.多薄块重叠血管造影技术（MOTSA），对较大的扫描范围用多个相对小的3D块在衔接处重叠采集。

c.磁化传递（MT）：该技术可抑制背景静止组织信号，从而提高血管高信号与周围静止组织信号的对比。

d.运用三维部分K—空间技术和层面选择方向内插技术，可提高成像速度及层面选择方向的分辨率。

C.扫描参数：一般地，TR=20～40ms，TE=最短。例如，3.34～10ms，FOV200～220mm，层厚0.5～2.5mm，层间隔0，重叠覆盖层面1～2mm。

③图像处理：将所得原始图像进行最大强度投影MIP重建，产生三维血管解剖图。重建后MIP图可做任意方位、角度旋转重建；亦可对兴趣区进行靶MIP重建，减少背景噪声，提高兴趣区血管病变的检出率。

（2）2D—TOF—MRA：主要用于矢状窦、乙状窦的静脉血管成像。

①线圈与序列：2D—TOF—FLASH—快速梯度回波序列。

②扫描方法

A.体位：同颅脑MRI。

B.成像方位：在矢状和横断定位像上设置2DTOF—MRA冠状面扫描层面，范围包含全颅外缘，在冠状定位像上调整视野。在颅底下方设置横断预饱和带，消除动脉影像。

C.扫描参数：因场强、机型等而有所不同。TR=最短，TE=最短。

③图像处理：与3D—TOF—MRA相同。

④2D—TOF—MRA与3D—TOF—MRA的比较：

A.2D—TOFMRA流入饱和效应小，可采集较大范围，流动、静止对比好，对慢速血流、血流方向一致的血管显示好；3DTOF—MRA流入饱和效应明显，成像块厚受血流速度制约，信噪比好。

B.2D—TOF—MRA层面厚，空间分辨力差，相位弥散强，弯曲血管信号有丢失；3D—TOF层厚较薄，空间分辨力高，对复杂弯曲血管的信号丢失少。

C.相同容积2D—TOF—MRA较3D—TOF—MRA成像时间短。

（3）3D—PC—MRA

①线圈及序列：线圈同TOF法。采用3D—PC相位对比梯度回波序列。

②扫描方法

A.体位：同颅脑MRI。

B.成像方位：在横断位和冠状位定位像上设置矢状面扫描，层面与大脑正中矢状裂平行，范围包含全颅外缘。在矢状位定位像上调整视野。

C.扫描参数：一般地，TR=20～40ms，TE=最短，PC Velocity流速编码值，应根据兴趣区血流速度设定，如10～75cm/s。比预设值流速高的血流产生高信号，比预设值流速低的血流信号降低或消失。

3D—PC—MRA具有以下特点：

a.仅血流呈高信号，背景抑制优于3D—TOF法。

b.空间分辨力高。

c.成像容积内信号均匀一致。

d.有很宽的流速敏感范围，可显示动脉与静脉。

e.能定量和定性分析，用于分析可疑病变区的细节，检查流量与方向。大量血肿未吸收时，观察被血肿掩盖的血管病变。

③图像处理：同TOF法。

（4）2D—PC—MRA

①线圈及序列：线圈同TOF法。序列为2D—PC相位对比梯度回波序列。

②扫描方法

A.体位：同颅脑MRI。

B.成像方位：取冠状面扫描，范围可视兴趣血管而定。

C.扫描参数：一般地，TR=20～40ms，TE=最短，PC Velocity流速编码值，可根据估计兴趣区血流速度设定，如10～40cm/s。

2D—PC—MRA具有以下特点：

a.仅血流成高信号。

b.采集时间短，可用于显示需极短时间成像的病变，亦可用于筛选流速成像，用于3D—PC—MRA的流速预测。对欲行3D—PC—MRA的靶血管做2D—PC—MRA，在短时间内可预测其大致流速，然后再行3D—PC—MRA，多用于静脉系成像。

③图像处理：直接获得血管造影像，无须特殊处理。

（5）3D—CE—MRA：主要用于颅脑大面积血管病变，可在不同时相观察到动脉或静脉病变，亦可做减影显示病变。

①线圈及序列：线圈同TOF法。采用快速动态采集3D—FLASH梯度回波序列。

②扫描方法

A.体位：同颅脑MRI。

B.成像方位：取冠状面扫描。

C.扫描参数：一般地，TR选最短，如5.1～10ms，TE选最短，1.5～2.0ms。FA=30°～40°，层厚1.5～3mm，层间隔0或覆盖重叠扫描。

D.成像方法：以19G静脉滞留针建立肘静脉通道，以1.2m三通连接管分别接50mL生理盐水及剂量为0.2mmol/kg体重的Gd—DTPA。先行矢状面3D快速扫描（蒙片），受检者体位不变，快速团注剂量为0.2mmol/kg体重的Gd—DTPA（亦可采用高压注射器），并进行连续2次以上的动态多期扫描（动脉期和静脉期）。扫描开始时间是CE—MRA成败的关键，一般按Ts=Tt-1/4Ta（Ts是扫描开始时间，Tt为对比剂通过时间，Ta为数据采集时间）。

③图像处理：将注射对比剂后的多期扫描图像对应减去注射对比剂前的图像（蒙片），即得到只有对比剂高信号的血管影像，再将其进行MIP重建即可产生连续的三维血管造影像。

（三）鞍区 MRI 扫描技术

1.适应证

垂体微腺瘤和垂体腺瘤、鞍区肿瘤及感染性疾病、血管性病变、骨源性疾病、外伤等。

2.检查技术

（1）线圈及序列：线圈同颅脑MRI。序列以矢状面tWI、冠状面为主。如需鉴别鞍区病变的出血或脂肪成分，则需加做T1WI—FS序列。

（2）扫描方法

①体位：同颅脑MRI。

②成像方位：鞍区MRI常规采用高分辨、薄层Sag-T1WI、Cor—T1WI、Cor—

LWI扫描。冠、矢状面层面分别平行并经过垂体柄。

③增强扫描：鞍区病变常须做增强扫描，采用Sag—T1WI和Cor—T1WI—抑脂序列，与平扫同层面，必要时做横断面扫描。

④垂体动态增强扫描：对病变很小的垂体微腺瘤则需做动态增强扫描，即多时相采集，做冠状面T1WI抑脂序列快速动态成像，单次采集时间10～30s，连续动态采集10～20s时相，第一时相采集后，立即快速注射对比剂，连续采集全部时相。

⑤扫描参数：小视野及薄层扫描。FOV160～200mm，过样采集，以消除小FOV产生的卷褶伪影。层厚2～5mm，层间隔为相应层厚的10%～20%或无间隔。

（3）图像处理：对动态增强扫描所获原始图像，可进行灌注时间–信号强度曲线分析。

（四）脑桥小脑角区扫描技术

1.适应证

脑桥小脑角区病变、内听道病变、颞岩骨病变等。

2.检查技术

（1）线圈及序列：同颅脑MRI。

（2）扫描方法

①体位：同颅脑MRI。

②成像方位：常规进行薄层横轴面FLAIR序列及矢状面、冠状WI序列扫描，必要时（如胆脂瘤）加脂肪抑制。需观察神经与血管比邻关系时，可进行横断面3D—T1WI—MRA、3D—T2WI—水成像序列成像。观察内听道病变时，可进行3D—T2WI水成像序列成像。扫描基线：横轴面平行于前颅底窝，矢状面平行于头颅矢状面，冠状面平行于头颅冠状面及（或）脑干、延髓。

③增强扫描：按常规剂量静脉注射Gd—DTPA对比剂后，进行T1WI—FS序列横断面、矢状面、冠状面扫描，与平扫保持同层。

④扫描参数：薄层扫描。FOV200～250mm，层厚2～5mm，层间隔为相应层厚的10%～20%。

（3）图像处理：无须特殊后处理。3D—T1WI—MRA序列原始图像可进行血管与神经MIP和MPR重建；3DT2WI水成像序列原始图像可进行内耳膜迷路水成像MIP重建。

（五）MR 脑扩散加权成像扫描技术

1.适应证

最适用于早期脑梗死的检查，也用于肿瘤的评价。

2.检查技术

（1）线圈及序列：线圈同颅脑MRI。序列为EPI—DWI快速成像序列。

（2）扫描方法

①体位：同颅脑MRI。

②成像方位：在矢状面定位像上设定横断面扩散加权扫描，扫描方位应采取倾斜层面以尽量避开颅底界面的磁敏感伪影。视病变部位的需要尚可设定矢状面及冠状面扫描（脑干病变）。

③扫描参数。基本参数：FOV200～250mm，层厚5～8mm，层间隔为相应层厚的10%～50%或为0。序列参数：选择2个以上扩散加权系数，BPb值，通常为0和1000/mm^2。X、Y、Z三轴方向均加扩散梯度成像。

（3）图像处理：2组b值的原始图像经DWI后处理软件处理，可生成ADC图像及（或）EADC图像。

（六）MR 脑灌注扫描技术

1.适应证

脑灌注成像（PWI）适用于观察颅脑及其他脏器血流灌注情况，如脑梗死、脑肿瘤及肝脏病变的早期诊断、肾功能灌注等。对比剂引起的T1增强效应适应于心脏的灌注分析，对比剂能够进入组织间隙，每次成像所需要的对比剂浓度较少，可以多次重复扫描观察整个心脏的灌注情况。

2.检查技术

（1）线圈及序列：头颅正交线圈或多通道线圈。序列：可选用EPI—自旋回波序列（EPI—SE），EPI—梯度回波序列（EPI—GRE），EPI—自由衰减序列（EPI—HD），即T2*加权快速成像序列。

（2）扫描方法

①体位：同颅脑MRI。

②成像方位：取颅脑横断面成像，可先作弥散加权成像，作为诊断及病变定位图像。

③扫描参数：通常选各向同性的弥散加权序列，b=1000。必要时，再作一次高分辨力弥散加权，一般层面设为20～25层，扫描时间约4s。灌注扫描：按病变部位设定层面，一般为4～10层，扫描次数为连续动态扫描40～60次，1～2秒/次内扫完所设层面。对比剂在启动扫描1～4次后开始快速静脉注射，速度2～3mL/s。

（3）图像处理：在工作站用信号强度–时间变化曲线分析软件，分析血流灌注过程，并计算T2*图像信号变化率，根据T2*变化率计算出局部相对脑血容量rCBV，局部血流平均通过时间（MTT）和局部脑血流量（rCBF）等参数。

二、脊柱与脊髓磁共振扫描技术

（一）脊柱与脊髓MRI扫描技术

1.适应证

（1）椎管内肿瘤。

（2）椎骨肿瘤。

（3）脊椎炎性疾病。

（4）脊髓退行性变和椎管狭窄症。

（5）脊椎和脊髓外伤。

（6）脊椎和脊髓的先天性疾病。

（7）脊髓及椎管内病变手术后复查。

2.扫描技术

（1）线圈及序列：线圈为脊柱表面线圈。推荐序列：快速SE—T2WI、T1WI、T2WI—抑脂、T1WI—抑脂序列，以及3D—水激励脂肪抑制序列等。

（2）扫描方法

①体位：脊柱表面线圈置于检查床上，长轴与床长轴一致。受检者仰卧于线圈上，头先进。被检段脊柱中心位于所选线圈中心，并设为定位中心。

②成像方位：常规行矢状面成像及（或）T2WI—抑脂或T1WI—抑脂序列，横断面T2WI/T1WI，冠状面T2WI/T1WI序列成像。3D—水激励序列通常取冠状面成像。

③增强扫描：常规作增强T1WI—抑脂序列矢、冠状及横断面成像。

④扫描参数：层厚3～5mm，层间隔为层厚的10%～20%。矢状面、冠状面成像FOV250～380mm（视扫描脊柱段范围而定）。横断面成像FOV200mm，横矩形。

矢状面、横断面成像时，在成像范围脊柱前方设置预饱和带，以消除伪影。例如颈椎前方的预饱和带，可消除吞咽动作引起的运动伪影，胸椎前方的预饱和带，可消除主动脉及心脏搏动产生的伪影，腰椎前方预饱和带，可消除腹主动脉及腹部呼吸运动引起的伪影。脑脊液搏动伪影一般在胸椎较明显，可使用搏动同步采集技术，在横断面扫描时，由于脑脊液流动方式复杂，易产生脊髓周围流动伪影，采用层面选择方向流动去相位技术，能明显改善此类伪影，或在扫描范围上、下方设置预饱和带，也可消除脑脊液流动伪影。

由于脊髓血管极细小，脊髓的血管畸形，常无法进行常规MRA成像，可以使用长回波时间（TE＞200ms）的高分辨（512×512）快速SE—T2WI序列，使畸形血管呈流空表现，即"黑血"影像。也可采用流动去相位序列，产生"黑血"效应。

自动拼接软件可实现全脊柱MRI。其主要技术要点为：分别进行分段脊柱同层采集后，利用拼接软件将各段脊柱采集数据进行无缝拼接而成。

（3）图像处理：3D—水激励脂肪抑制序列可进行MPR重建、曲面重建，以显示脊神经根连续走行。全脊柱MRI，须进行无缝拼接处理。

（二）MR 脊髓造影（MRM）扫描技术

1.适应证

（1）椎间盘疝。

（2）椎管狭窄。

（3）蛛网膜及神经根囊肿。

（4）神经纤维瘤。

（5）神经源性肿瘤。

（6）椎管内占位性病变。

2.扫描技术

（1）线圈及序列：线圈同脊椎MRI。序列同一般水成像。即单次激发—单

3D块—快速自旋回波T2WI采集序列，及多激发或单激发—多层薄层2D/3D—快速自旋回波重T2WI序列。

（2）扫描方法：先行脊椎MRI常规检查，根据平扫图像，定位进行MRM检查。

①体位：同脊椎MRI。

②成像方位如下。

A.单次激发—单3D块—快速自旋回波T2WI采集序列：以椎管长轴为纵轴，作绕椎管的圆周辐射扫描。

B.多激发或单激发—多层薄层2D/3D—快速自旋回波重T2WI序列：做平行于椎管的冠状面或矢状面3D块成像。

③扫描参数：一般与水成像基本相同。不须屏气，不需呼吸门控。

（3）图像处理：同MRCP/MRU。多激发或单激发—多层薄层序列原始图像需做MIP处理并旋转，获得三维椎管造影像。单激发—单3D块序列扫描无须后处理即可获得相应角度扫描的三维椎管造影像。

三、五官及颈部磁共振扫描技术

（一）眼部MRI扫描技术

1.适应证

适用于眶内占位性病变、外伤、炎症、视网膜剥离等。

2.检查技术

（1）线圈及序列：选择头部线圈、环形表面线圈、眼眶专用线圈。序列为T2WI、T1WI、T2W—FLAIR、T2WSTIR、T1WI+FS。T2W—STIR序列在显示视神经方面具有重要作用。

（2）扫描方法。

①体位：同颅脑MRI。注意闭双眼，保持眼球勿动，以免造成运动伪影。

②成像方位

A.横断面做T2WI、T1WI、T2WFLAIR、T2W—STIR序列扫描，在矢状、冠状面定位像上设定扫描层面，使层面在冠状面定位像上平行两侧眼球晶状体中点连线，在矢状面定位像上平行并经过视神经长轴。在横断面像上调整视野。

B.冠状面做T1WI/T2WI扫描，层面在横断面定位像上平行两侧眼球晶状体连线，在矢状面定位像上垂直视神经长轴，在冠状面定位像上调整视野。

③斜矢状面做T2W—STIR扫描，层面在横断面定位像上平行并经过该侧视神经长轴，在矢状面像上调整视野。

增强扫描：做T1WI—FS序列的横断面、冠状面、斜矢状面扫描。

扫描参数：薄层，小视野。FOV160～200mm，过样采集，以消除小FOV产生的卷褶伪影。层厚2～5mm，层间隔为相应层厚的10%～20%。

（3）图像处理：一般不须做特殊后处理。

（二）鼻及鼻窦、鼻咽部、耳部、颌面部 MRI 扫描技术

1.适应证

鼻窦炎、鼻息肉、肿瘤、鼻咽癌、内耳疾病、颌面部疾病等。

2.检查技术

（1）线圈及序列。采用头颅线圈或头颈部联合线圈。序列为T2WI、T1WI、T2W—FLAIR、T2W—STIR、T2WIFS序列。冠状面、矢状面的T2WI—FS或T2W—STIR，有利于观察有无淋巴结转移。

（2）扫描方法如下。

①体位：受检者头部应尽量往线圈内移，使线圈中心及定位线对于眉间与鼻尖连线的中点。其余同颅脑MRI。

②成像方位：平扫横断面T2WI、T1WI、T2W—FLAIR，矢状面T2WI/T1WI，冠状面T2WI—FS/T1WI或T2W—STIR。扫描范围包含颈部淋巴结。

③增强扫描：T1WI—FS序列横断面、冠状面、矢状面扫描。

④扫描参数：层厚3～8mm，层间隔为相应层厚的10%～20%，FOV180～250mm，或根据病变需要设定视野。

（3）图像处理：无须特殊处理。

（三）咽喉部及颈部 MRI 扫描技术

1.适应证

适用于喉与喉咽、气管、甲状腺、甲状旁腺、颈部淋巴结、上段食管及颈部血管、肿瘤性病变。

2.检查技术

（1）线圈及序列颈部表面线圈、头颈联合线圈。序列为T2WI、T1WI、T2W—FLAIR、T2W—STIR、FS序列。

（2）扫描方法

①体位：仰卧，头先进。定位线对线圈中心及喉结或颈部中点。嘱受检者在检查过程中平静呼吸，勿张口及做吞咽动作，以免产生运动伪影。其他准备与注意事项同颅脑MRI。

②成像方位：常规做矢状面、冠状面及横断面扫描。矢、冠状面扫描层面平行于咽喉及气管长轴。横断面扫描层面垂直咽喉及气管长轴。T2W—STIR及T2W–FS序列有利于观察颈部淋巴结。

③增强扫描：采用T1WI+FS序列作矢状面、冠状面、横断面扫描。

④扫描参数：层厚3～8mm，层间隔为相应层厚的10%～20%，FOV180～250mm，或根据病变需要设定视野。

（3）图像处理：无须特殊处理。

（四）内耳膜迷路 MR 造影扫描技术

MR内耳膜迷路造影是MR静态液成像的临床应用，直接显示膜迷路内含液腔，基本原理是利用快速采集序列，获得重T2WI像，使内耳膜迷路中的液体和周围的骨质间形成较强的信号对比。

1.适应证

内耳先天异常、迷路炎、人工耳蜗移植术前检查等。

2.检查技术

（1）线圈及序列：头部线圈、环型软线圈。采用3D—重T2WI序列，如3D—CISS序列。

（2）扫描方法

①体位：与颅脑MRI相同，但要求头颅方位标准化，左右对称。

②成像方位：在内耳MRI薄层成像的基础上行内耳膜迷路3D—重T2WI序列水成像。扫描方位取横断面，在矢状面像上内耳截面处设定横断面扫描层，在冠状面像上设定扫描层面平行并经过两侧面听神经干连线。内耳膜迷路MR水成像应重视层面设定，需两侧对称。

③扫描参数：薄层、三维、小视野扫描，FOV160～200mm，矩阵110～128×224～256。过样采集，以消除小FOV产生的卷褶伪影。层厚0.2～2.0mm，无间隔或部分重叠3D扫描。层面方向内插技术重建。TR＝2000～6000ms，TE＝100～300ms，激励2～6次。脂肪饱和技术抑制脂肪高信号。

（3）图像处理：原始图像经MIP、MPR重建，显示内耳的立体解剖形态。原始图像的MIP重建非常重要，通常要进行靶MIP，将内耳无需的背景剪除，多角度旋转，最大程度、最佳状态地显示内耳的立体结构。

（五）颈部MRA扫描技术

1.适应证

颈部MRA可显示正常颈动脉及其分叉、椎动脉、基底动脉、Willis环。用于了解轻、中度颈动脉狭窄与闭塞，但对重度颈动脉狭窄，因狭窄远端快速血流与涡流会使流动氢质子明显失相，显影欠佳。

2.检查技术

（1）线圈与序列：颈部表面线圈、头颈联合阵列线圈。颈部MRA成像序列，可根据需要显示动脉或静脉而采用3D/2D—TOF—MRA、3D/2D—PC—MRA及3D—CEMRA技术成像。

（2）扫描方法

①体位：仰卧，头先进。定位线对线圈及颈部上下中心。

②成像方位：颈部MRA常规采用横断位及冠状位扫描。由于颈部血管大致与横断面垂直，快速采集流入增强效应最强，所以横断位采用TOF技术。冠状面扫描因颈部前后径较小，所需扫描层数较少，血流与层面平行，通常采用PC技术。

颈部MRA在选择成像技术时应注意：

a.显示慢流血管宜采用2D—TOF或2D—PC技术。

b.显示快流血管采用3D—TOF或3D—PC技术，但血管病变可使血流缓慢而显影欠佳。

c.CE—MRA技术在不同时相可较好地显示动脉或静脉血管和狭窄区域。

（3）图像处理：原始图像可做MIP重建并可多视角旋转观察。CE—MRA分别重建动脉期及静脉期原始图像获取相应的动脉和静脉血管造影像。

四、胸部磁共振扫描技术

（一）肺部 MRI 扫描技术

1.适应证

气管及支气管异物或新生物、肺部肿瘤性病变（尤其中央型肺癌）、肺部渗出性病变、肺栓塞、动静脉畸形等。肺部病变的MRI显示不及CT。

2.检查技术

（1）线圈及序列：采用体部相控阵线圈。序列为T2WI及T1WI—呼吸门控序列、梯度回波—闭气序列。

（2）扫描方法

①体位：将相控阵线圈后片线圈置于检查床上。受检者仰卧，头先进。背部躺于后片线圈上。双手上举平放于头两侧或自然伸直放于身体两侧。呼吸门控感应器绑于或用腹带加压于受检者腹部或胸部随呼吸动作起伏最明显的部位。前片线圈覆盖于胸前，前、后片线圈对齐，长轴与人体及检查床长轴一致，并适度绑紧或加压，以使感应器气囊随呼吸产生气压变化，从而在呼吸监控显示器上显示呼吸波。定位线对线圈中心及胸部上下中心。训练受检者吸气-呼气后屏气，嘱受检者在检查过程中不要咳嗽。

②成像方位：肺部MRI常规做横断面T2WI—呼吸门控序列、梯度回波—T1WI—闭气序列，斜冠状面T2WI—呼吸门控序列或梯度回波—T1WI—闭气序列成像。斜冠状面扫描层面平行于气管及支气管主干。必要时做矢状面成像。

③增强扫描：可进行普通增强扫描，采用梯度回波—T1WI+抑脂—闭气序列，行横断、斜冠状面扫描，必要时加矢状面扫描。亦可采用SD—LAVA—T1WI/3DTHRIVE—T1WI序列作多期动态扫描。

④扫描参数：层厚5~10mm，层间隔为相应层厚的10%~20%，FOV360~400mm，矩阵（200~300）×（256~400）。

（3）图像处理：无须特殊处理。SD—LAVA—T1WI/3DTHRIVE—T1WI原始图像可进行时间-信号强度曲线分析、MPR、MIP多期增强血管重建。

（二）纵隔 MRI 扫描技术

1.适应证

（1）肿瘤性病变

①含脂肪组织肿块。

②淋巴结肿大。

③胸腺瘤。

④生殖细胞瘤。

⑤胸内甲状腺。

⑥甲状旁腺瘤。

⑦神经源性肿瘤。

⑧食管癌。

⑨纵隔囊肿性病变。

⑩纤维化/肉芽肿性慢性纵隔炎。

（2）放疗后纤维化。

（3）主动脉病变。

（4）肺血管病变。

2.检查技术

（1）线圈及序列：同肺部MRI。

（2）扫描方法：可根据病变范围加做矢状位扫描，其余同肺部MRI。

（3）图像处理：同肺部MRI。

（三）乳腺 MRI 扫描技术

1.适应证

乳房囊性增生病变、囊肿、乳腺小腺瘤、乳腺癌、乳腺假体等。

2.检查技术

（1）线圈及序列：采用单侧或双侧乳腺专用环形线圈。一般地，常规扫描：T2WI、T2WI—FS、T1WI、3D—T1WI—梯度回波序列；增强扫描：3D—T1WI—梯度回波—FS序列、3D—LAVA—T1WI/3D—THRIVE-T1WI、T1WI—FS序列。

（2）扫描方法

①体位：将乳腺专用线圈放于检查床上，脚先进，俯卧于线圈支架上，两侧乳房悬垂于支架孔（线圈）内中心。下颌垫于软垫上，两臂上举支撑于软垫上，力求体位舒适，以保证长时间检查过程中勿移动。定位线对支架孔（线圈及乳腺）中心。

②成像方位：先行三平面（3plane）定位像扫描。利用获得的横断面、矢状面、冠状面三平面定位像进行单侧或双侧乳腺矢状面、横断面及冠状面扫描。矢状面成像在横断面及冠状面定位像上设置层面，至少有一层经过乳头。横断面成像在矢状面像及冠状面像上设置层面，至少有一层经过两侧乳头。冠状面成像在横断面及矢状面像上设置层面。

③增强扫描：乳腺疾病通常行横断面动态增强扫描。先用3D—T1WI—快速梯度回波序列作增强前扫描，再于注射对比剂后，用同样序列做连续5～10次不同时相动态增强扫描。高级MR设备，可进行D—LAVA—T1WI/3D—THRIVE—T1WI序列多期动态增强扫描。

④扫描参数：层厚4～8mm，层间隔为相应层厚的10%～20%，3D扫描层厚1～3mm，层间隔零或覆盖扫描，FOV360～400mm（双侧乳腺同时成像），矩阵（224～300）×（256～400）。脂肪抑制。乳腺假体成像时应分别使用T1=120ms的人体脂肪抑制，及T1=400ms的硅树脂抑制序列做对比，并使用无脂肪抑制序列对照显示假体、隔膜。

（3）图像处理：普通3D—T1WI—序列，可作增强前后减影处理。3D—LAVA/3D—THRIVE多期动态扫描可进行T1灌注时间–信号强度曲线分析及MPR、MIP多期增强血管重建。

参考文献

[1] 刘宝东.肺癌射频消融治疗技术[M].北京：人民卫生出版社，2019.

[2] 龙浩，张力.现代肺癌诊断与治疗[M].广州：广东科技出版社，2020.

[3] 张力建.肺癌病例精解[M].北京：科学技术文献出版社，2020.

[4] 刘德若.肺癌刘德若2020观点[M].北京：科学技术文献出版社，2020.

[5] 中华医学会妇科肿瘤学分会.中国妇科恶性肿瘤临床实践指南[M].北京：人民卫生出版社，2020.

[6] 王小平，沈睿.乳腺肿瘤微创消融治疗[M].南京：江苏凤凰科学技术出版社，2020.

[7] 唐武兵.临床肿瘤疾病综合治疗精要[M].北京：科学技术文献出版社，2020.

[8] 刘月平，柳剑英，叶丰.乳腺癌研究进展[M].哈尔滨：黑龙江科学技术出版社，2020.

[9] 王烈宏.现代妇科肿瘤诊疗精粹[M].天津：天津科学技术出版社，2018.

[10] 中国临床肿瘤学会指南工作委员会组织.中国临床肿瘤学会（CSCO）淋巴瘤诊疗指南[M].北京：人民卫生出版社，2019.

[11] 朱军.淋巴瘤治疗规范[M].北京：化学工业出版社，2020.

[12] 韩臻.血液肿瘤及淋巴瘤诊治与护理[M].北京：科学技术文献出版社，2020.

[13] 李连伟.现代肿瘤治疗[M].北京：中国纺织出版社，2020.

[14] 郑娜.实用临床医学影像诊断[M].青岛：中国海洋大学出版社，2020.

[15] 王翔，张树桐.临床影像学诊断指南[M].郑州：河南科学技术出版社，2020.

[16] 王伟.实用医学影像诊断[M].北京：科学技术文献出版社，2020.

[17] 于广会，肖成明.医学影像诊断学[M].北京：中国医药科技出版社，2020.

[18] 陈懿，刘洪胜.基础医学影像学[M].武汉：武汉大学出版社，2018.

[19] 武莉丽，赵桂敏，黄晨. 淋巴瘤诊治重点与典型病例[M]. 北京：科学技术文献出版社，2017.

[20] 汪云. 现代影像诊断学精粹[M]. 上海：上海交通大学出版社，2020.